ZHONGGUO CANJI BAOGAO

ZHIDU YANJIU

中国残疾报告制度研究

郑晓瑛 主 编

张 蕾 郭 超 副主编

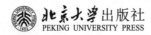

北京大学出版社
PEKING UNIVERSITY PRESS

图书在版编目（CIP）数据

中国残疾报告制度研究/郑晓瑛主编；张蕾，郭超副主编.—北京：北京大学出版社,2021.10

ISBN 978-7-301-32606-0

Ⅰ.①中… Ⅱ.①郑… ②张… ③郭… Ⅲ.①残疾统计—制度建设—研究—中国 Ⅳ.①R195.4

中国版本图书馆 CIP 数据核字(2021)第 202402 号

书　　　名	中国残疾报告制度研究	
	ZHONGGUO CANJI BAOGAO ZHIDU YANJIU	
著作责任者	郑晓瑛　主编　张　蕾　郭　超　副主编	
责 任 编 辑	王树通　王斯宇	
标 准 书 号	ISBN 978-7-301-32606-0	
出 版 发 行	北京大学出版社	
地　　　址	北京市海淀区成府路 205 号　100871	
网　　　址	http://www.pup.cn	
电 子 信 箱	wangsiyu@pup.cn	
电　　　话	邮购部 010-62752015　发行部 010-62750672　编辑部 010-62767347	
印 刷 者	天津中印联印务有限公司	
经 销 者	新华书店	
	730 毫米×980 毫米　16 开本　14.5 印张　231 千字	
	2021 年 10 月第 1 版　2021 年 10 月第 1 次印刷	
定　　　价	59.00 元	

序 言

中国残疾报告制度是一项关乎民生福祉的顶层设计，是健全残疾预防工作体系的重要基础，是残疾预防的重点工作依据之一。中国残疾报告制度的建立，能够从全局的角度对残疾预防工作各方面、各层次、各要素进行统筹规划，集中有限的资源，高效快捷地实现遏制残疾发生水平快速上升的目标，能够大幅降低残疾导致的社会经济负担。残疾报告制度也是一项系统工程，它需要通过建立残疾报告的流程与规范、残疾评估指南和残疾监测制度，对全人群进行残疾初筛、复诊、评定以及登记上报等方式，及时发现人群中的新发残疾以及残疾高危人群，得到广泛的动态监测数据信息。最终达到分析残疾人群特征及残疾产生原因，采取重点关注和干预措施，有效预防并减少残疾发生和发展的根本目的。

本书分别从残疾报告制度建立的背景和意义，国际残疾报告制度的研究进展，残疾报告制度的概念和内涵，残疾报告制度与中国人口健康的可持续发展，残疾报告流程、规范与示范工程案例，残疾评估报告编写指南，残疾监测报告制度内容及编制说明，与残疾报告制度推广的政策开发八个部分，以及残疾测量国际化工具附录，围绕如何建立中国的国家残疾报告制度展开论述。本书由郑晓瑛主编，张蕾、郭超为副主编，各章的主要编者分别是：第一章、第二章赵艺皓，第三章、第七章郭帅，第四章刘尚君，第五章宫蕊，第六章奥登，第八章王一然、胡刚，附录郭超、罗雅楠。

　　残疾报告制度在我国是开创性的探索，暂无可借鉴的经验。因此，本书作为对残疾报告制度的创新性、框架性、引导性的研究，也是利用科学方法对残疾防控工作体系进行设计研究的一项先行先试，难以避免存在不周全或有待商榷之处，还需要根据未来我国人口残疾发生发展的新规律和防控工作的实际情况变化来不断完善和扩展。也欢迎有关专家学者及各行各业的读者对书中的疏漏之处多多批评指正，借由本书的抛砖引玉，使得更多的同仁为我国残疾防控事业添砖加瓦。

目录
Contents

第一章 残疾报告制度建立的背景和意义

第一节 残疾报告制度产生的背景

1980 年,世界卫生组织(World Health Organization, WHO)公布《国际损伤、残疾和障碍分类》(International Classification of Impairment, Disability and Handicap,简称 ICIDH)。2001 年,根据残疾分类发展的需要,WHO 通过对 ICIDH 分类进行修订,正式颁布《国际功能、残疾和健康分类》(International Classification of Functioning, Disability and Health,简称 ICF),建立了新的残疾分类。ICF 指出,"残疾是损伤、活动受限和参与限制的总称,它是个体健康状况与个人因素以及代表个体生活环境的外部因素之间复杂关系的结局或结果特征",在此框架下,残疾是一个具有多维度的概念。[①] 目前,国际上许多国家都是基于 ICF 框架、根据具体国情提出本国的残疾定义的。

我国对残疾的定义基于 2008 年修订通过的《中华人民共和国残疾人保障法》:"残疾人是指在心理、生理、人体结构上,某种组织、功能丧失或者不正常,全部或者部分丧失以正常方式从事某种活动能力的人,残疾人包括视力残疾、听力残疾、言语残疾、肢体残疾、智力残疾、精神残疾、多重残疾和其他残疾的

---

① Strnad pešikan M, Benjak T. International Classification of Functioning, Disability and Health. International Classification of Functioning, Disability and Health: World Health Organization, 2001.

人"①。与 ICF 的残疾定义相比,中国的残疾定义虽然已经考虑到了个体残疾状况对其日常生活以及社会参与等功能的影响,但是从残疾分类的角度来看,这一定义主要还是基于医学模式的、以"残损"为基础的定义。

残疾是普遍存在的,也是人类健康状况的一部分,并且与老龄化、贫困密切相关,残疾更多地影响着老年人和穷人,特别是妇女,是影响社会发展的重要因素②。但残疾并不是注定要发生的,它是可以预防和控制的;现代科学技术的发展和医学的进步,已为预防残疾提供了强有力的技术支撑。有研究提出,"残疾预防是指针对遗传、发育、外伤、疾病、环境、行为等致残危险因素,采取有效措施和途径,预防或减少致残性疾病和伤害的发生,限制或逆转由病伤而引起的残疾,并在残疾发生后防止残疾转变成为残障"③。因此,残疾预防的目的就在于通过控制残疾风险因素,预防或减少残疾发生,或至少能够阻止或延缓其发展。

过去半个世纪,随着对残疾认识以及对残疾人士的关怀程度的加深,我国残疾人事业得以迅速发展:为防控残疾,国家在顺应时代发展的基础上,出台多项与残疾相关的政策和措施,经过不懈努力,我国残疾的预防和康复工作取得了一定的成效;残疾发生率大幅降低,某些特定原因导致的残疾数量得到控制,城乡居民总体健康水平得到了举世瞩目的提升。但是,由于种种原因,在各项国家级残疾调查结果中均显示,中国依然面临着较大的残疾人口规模和残疾发生风险④。因此,中国的残疾预防事业仍有很长的路要走。残疾报告制度,作为残疾预防事业的基础和重点工作之一,对于增强全社会的残疾预防意识、推动中国残疾预防事业的进一步发展乃至实现健康中国建设具有十分重要的意义。

一、中国残疾人现状

有研究根据 2006 年全国第二次残疾人抽样调查数据推算得出,我国各类残疾人的总数为 8296 万人,占全国总人口的 6.3%(即,平均每 16 个人中就有 1 个

① 全国人大常委会办公厅.中华人民共和国残疾人保障法.湖南政报,2008,(9):3—9.
② 邱卓英,陈迪.发展卫生保健和康复服务,增进残疾人健康——学习《世卫组织 2014—2021 年全球残疾问题行动计划:增进所有残疾人的健康》.中国康复理论与实践,2014,(7):611—615.
③ 崔斌,陈功,郑晓瑛.中国残疾预防的转折机会和预期分析.人口与发展,2012,18(1):74—82.
④ 崔斌,陈功,李宁,郑晓瑛.中国残疾预防政策分析.残疾人研究,2001,(1):18—23.

残疾人),与1987年第一次全国残疾人抽样调查结果(各类残疾人口总数占全国总人口的4.9%)相比,虽然在某些残疾类别或者某类致残原因上,2006年的残疾比重有所下降,但总体来看,2006年的残疾人口总量显著增加,残疾人口占总人口的比例上升(升高1.49个百分点)①。

据推算,2006年,各类残疾人的人数及其占残疾人总人数的比重分别是:视力残疾共1233万人,占比为14.86%;听力残疾共2004万人,占比为24.16%;言语残疾共127万人,占比为1.53%;肢体残疾共2412万人,占比为29.07%;智力残疾共554万人,占比为6.68%;精神残疾共614万人,占比为7.40%;多重残疾共1352万人,占比为16.30%②。从残疾的严重程度来看,残疾等级以中、轻度为主,但重度残疾比例仍较高:第二次残疾人抽样调查结果表明,全国约有70%的中度和轻度残疾人(即三级和四级残疾人),重度残疾人(即一级和二级残疾人)比重为29.49%;其中,言语残疾人中重度残疾人所占比重超过65%,精神残疾人中重度残疾人所占比重超过45%,为六类残疾中重度残疾人比例最高的两类残疾③。另外,中国残疾人口还具有老年残疾人口比例较高、农村地区残疾人口比例较高、致残原因多元化等特征④。

随着社会经济的发展、人口老龄化形势日益严峻、慢性疾病患病率以及意外伤害事故发生率的增加、残疾评估和测量方法的不断改进⑤,我国残疾人口数量还将持续上涨⑥。据北京大学人口研究所相关研究测算,中国残疾人每年增加约200万,2020年以后每年将以250万人的速率快速增加,到2050年,我国残疾人口总数将达到1.68亿,占全国总人口的11.31%,其中60岁以上的残疾人将占一半以上(占比为68.89%),残疾人口增长的这一严峻形势将会影响到全国

① 第二次全国残疾人抽样调查领导小组.2006年第二次全国残疾人抽样调查主要数据公报.中国康复理论与实践,2006,12(12):1013—1013.
② 同①.
③ 郑晓瑛,张蕾,陈功,裴丽君,宋新明.中国人口六类残疾流行现状.中华流行病学杂志,2008,29(7):634—638.
④ 同③.
⑤ 邱卓英,世界卫生组织.世界残疾报告.华盛顿,日内瓦,世界银行,2012.
⑥ 崔斌,陈功,李宁,郑晓瑛.中国残疾预防政策分析.残疾人研究,2011,(1):18—23.

17.80%的家庭①。

由此可见,中国残疾人口规模是巨大的,而残疾作为一个特殊的健康和社会问题,影响到人们生活的方方面面,如日常活动、教育和培训、就业、休闲活动、交通、社会交往及经济独立性等,不仅给个人及家庭带来了沉重的经济和心理负担,严重影响其生活和生命质量,而且庞大的残疾人口规模还将对中国的医疗保障体系、公共卫生体系、社会保障体系带来非常严峻的挑战②,不利于社会的稳定与和谐发展。在全面建设小康社会的新时期,习近平总书记指出,"没有全民健康,就没有全面小康",残疾人口作为全人口中一个特殊的群体,他们的健康事关全面小康事业的大局,也是实现健康中国道路上的重要一环。

二、中国残疾预防工作的主要成效及存在问题③

新中国成立以来,各级政府和相关部门根据不同发展时期的残疾预防规划和工作重点,出台了不少残疾预防政策,也部署了许多具有针对性的残疾预防措施以及残疾预防行动。近 30 年来,通过开展一系列残疾预防政策行动,例如建立残疾预防机制、健全残疾预防工作体系、普及残疾预防知识、开展残疾预防重点干预、建立残疾预防支持保障环境等,我国的残疾预防工作成效显著,主要体现在:

1. 残疾人口规模得到了一定程度的控制

1987 年和 2006 年开展的两次全国残疾人口抽样调查数据结果表明,20 年间,尽管我国残疾人总体现患率有所上升(从 4.9% 到 6.3%),但具体分析各年龄组数据可以发现,部分年龄组内的残疾现患率是下降的:例如 5—20 岁之间的低龄组和 75 岁及以上的高龄组,人口残疾现患率均出现明显的下降。在两次调查期间,通过开展一系列残疾预防和控制措施,我国至少已使得 1500 万人避免发

---

① 张蕾.中国残疾人口变化趋势预测研究.北京大学,2007.

② 邱卓英,世界卫生组织. 世界残疾报告. 华盛顿,日内瓦,世界银行,2012.

③ 该部分引自崔斌、陈功、郑晓瑛等人的已有研究成果:崔斌,陈功,郑晓瑛.中国残疾预防的转折机会和预期分析.人口与发展,2012,18(1):74—82.崔斌,陈功,李宁,郑晓瑛.中国残疾预防政策分析.残疾人研究,2011,(1):18—23.

生残疾,在一定程度上控制了残疾人口规模的迅速发展。

2. 由特定原因所致残疾的预防工作取得一定成效

通过采取一系列公共卫生措施,一些过去常见的、极易导致残疾的传染性疾病已基本被控制、消灭,或者至少接近消灭,如脊髓灰质炎、麻风病等,大大降低了由此类传染病致残的风险;曾经的重要致残原因之一——营养不良和微量元素缺乏,如维生素 A、碘缺乏等,随着社会经济的发展和人民生活水平的提高,也不断得到控制;通过开展妇幼卫生保健和优生优育等措施对出生缺陷进行干预,有效降低了先天性残疾的发生风险;通过积极开展康复医疗行动,加强残疾预防,尤其是二级和三级预防工作,减少了残疾和残障的发生和发展,缓解了残疾人口的残疾程度。

3. 残疾预防综合试点工作初步取得了系统化的残疾预防经验

多年来,全国各地在有效预防和控制残疾的不断探索中,获得了许多系统预防残疾的经验,值得进行总结和推广。如 2007 年,在中残联的鼓励和支持下,漯河市残联在创建“下肢缺肢者无障碍市”活动的基础上开展了创建全国“综合预防肢体伤残试点市”工作①,以探索有效、综合预防肢体残疾的模式,控制和减少伤亡事故和残疾的发生、发展,强化政府各部门之间的组织协调机制,建立健全肢体残疾预防机制,完善残疾人服务体系,吸引全社会对残疾人和残疾事业的关注,提高全社会对残疾预防的重视程度,形成了一整套行之有效的综合预防肢体伤残模式,有效地降低了伤残的发生风险,极大地推动了当地残疾人事业的发展。

简而言之,自新中国成立以来,我国的残疾预防工作越来越受到政府的高度重视,相关的政策措施也取得了巨大的成效。但是,从总体上来看,当前仍有相当多可以而且容易进行预防的致残性疾病和残疾威胁着我国人民的健康。研究表明,目前我国的残疾预防工作主要存在以下问题:①社会大众对于残疾预防的认识仍有待提高,大部分人仍然缺乏防残助残的意识;②在政策实施过程中,政

---

① 河南康复中心. 长江新工程计划项目介绍及未来发展(残疾人事业). http://www.hnkfzx.com/zib/1314.html.

府各部门之间、部门上下级之间都存在不同程度的工作组织不到位、协调性不够的问题,导致很多好的残疾预防策略和措施仅流于表面,难以落到实处;③由于经济发展的差异,残疾预防与康复工作发展极不平衡,在城乡之间、不同地区之间均存在着一定的差距;④虽然我国已经出台了不少有关残疾预防的政策,但在政府和社会的资源分配上,相对于庞大的残疾人口规模,残疾预防资源仍旧缺乏;⑤在临床上,由于科学技术及医学认识的限制,部分残疾的致残原因并不明确,如何有效预防残疾仍存在一定的困难。

因此,在未来很长一段时间内,残疾预防仍将是我国重大的公共卫生问题以及需要突出解决的社会问题,还需要社会各界的共同努力。

三、中国残疾报告制度的提出与实施

残疾预防工作是一项面向社会的系统工程,其中,残疾报告制度是残疾预防重点干预项目的一项重要内容。通过在全社会推广残疾报告制度,有助于扩大我国残疾预防体系的人群覆盖面以实现全人群覆盖,提高并改善社会公众对残疾本身以及残疾预防工作的认识与全社会的防残助残意识,同时,全面收集残疾人群的有关信息也便于今后更加有针对性地开展国家残疾预防工作。

早在 2001 年,深圳市便已开始实行《残疾儿童报告暂行办法》,旨在指导辖区内的残疾儿童报告工作。随着中国对残疾预防工作的重视以及残疾人事业的发展,有关残疾信息收集与统计、残疾报告的规定逐渐在国家性文件中体现出来:

在 2008 年修订通过的《中华人民共和国残疾人保障法》[1]中,第十一条提出,"国家有计划地开展残疾预防工作,加强对残疾预防工作的领导……建立健全残疾人统计调查制度,开展残疾人状况的统计调查和分析"。

2008 年 3 月公布的《中共中央、国务院关于促进残疾人事业发展的意见》(〔2008〕7 号文件)[2],明确提出,要"建立健全残疾预防体系。制定和实施国家残疾预防行动计划,建立综合性、社会化预防和控制网络,形成信息准确、方法科

---

[1]   全国人大常委会办公厅.中华人民共和国残疾人保障法.湖南政报,2008,(9):3—9.
[2]   中共中央国务院关于促进残疾人事业发展的意见.北京:华夏出版社,2008.

学、管理完善、监控有效的残疾预防机制"，要"制定国家残疾标准，建立残疾报告制度，加强信息收集、监测和研究。普及残疾预防知识，提高公众残疾预防意识"，以健全残疾预防工作体系，进一步遏制残疾人口规模的扩大，大幅降低残疾导致的社会经济负担。该意见为中国残疾预防工作指明了原则和方向。

2011 年 5 月 16 日，国务院批转《中国残疾人事业"十二五"发展纲要》，纲要提出了残疾预防的政策措施，其中包括"执行残疾人残疾分类分级国家标准，实施残疾报告制度。加强信息收集，建立残疾预防的综合信息网络平台和数据库，开展致残因素监控和残疾预防对策研究"。① 在纲要指导下，各省市纷纷出台本地区"十二五"残疾人事业发展纲要，规定在本地区建立残疾报告制度。

2015 年 2 月发布的《国务院关于加快推进残疾人小康进程的意见》（国发〔2015〕7 号）中提到，要加强对推进残疾人小康进程的组织领导，强化残疾人权益保障机制，"要建立健全残疾人统计调查制度，完善残疾人人口综合信息"。②

2016 年 8 月，国务院印发《"十三五"加快残疾人小康进程规划纲要》，提出要提升残疾人基本公共服务水平，其中包括"强化残疾预防"，要"制订实施国家残疾预防行动计划……推动建立完善筛查、诊断、随报、评估一体化的残疾监测网络，形成统一的残疾报告制度"。③

为进一步加强残疾预防工作，有效预防残疾的发生、控制其发展，推进健康中国建设，2016 年 9 月，国务院办公厅印发《国家残疾预防行动计划（2016—2020 年）》④，表明要"加强科学研究，实施重点监测"，以"推进残疾预防综合试验区试点，加强对残疾预防基础信息的收集、分析和研究，建立统一的残疾报告制度，利用互联网、物联网等信息技术，提升残疾预防大数据利用能力，及时掌握残疾发生的特点特征和变化趋势，有针对性地采取应对措施。对出生缺陷、慢性

---

① 中国残疾人事业"十二五"发展纲要.新华月报,2011,(13):115—124.

② 国务院关于加快推进残疾人小康进程的意见.中华人民共和国国务院公报,2015,(5):29—33.

③ 国务院关于印发"十三五"加快残疾人小康进程规划纲要的通知. http://www.gov.cn/zhengce/content/2016-08/17/content_5100132.htm.

④ 国务院办公厅关于印发国家残疾预防行动计划（2016—2020 年）的通知——国家残疾预防行动计划（2016—2020 年）.中华人民共和国国务院公报,2016,(27):13—18.

病、意外伤害、环境污染、食品药品安全等重点领域实施动态监测,及时发布预警信息"。

2017年2月,国务院发布《残疾预防和残疾人康复条例》,第十三条规定,"国务院卫生和计划生育、教育、民政等有关部门和中国残疾人联合会在履行职责时应当收集、汇总残疾人信息,实现信息共享。"①在国务院机构改革之后,2018年9月,该条例修改为"国务院卫生、教育、民政等有关部门和中国残疾人联合会在履行职责时应当收集、汇总残疾人信息,实现信息共享"。②

为贯彻落实《国家残疾预防行动计划(2016—2020年)》,2016年6月,中国残联、国家卫生计生委、公安部、国家安全监管总局、全国妇联等多部门联合制定《全国残疾预防综合试验区创建试点工作实施方案》。方案提出,要"在全国选择100个县(市、区),试点建立残疾预防综合试验区",通过建立残疾报告制度,实施高危孕产妇产前筛查、儿童残疾筛查诊断、残疾评定、残疾预防宣传教育等重点人群干预项目,完善项目地区残疾预防工作体系,提升基层产前筛查、儿童残疾筛查、残疾评定等服务能力,提高全社会残疾预防意识。③到2017年11月,全国100个试验区均出台了本地残疾预防实施方案,确定了重点干预项目定点筛查机构,并成立专家技术组,共有97个试验区启动了残疾报告制度的建立工作。至此,全国范围内的残疾报告制度真正开始实施。

2018年5月,全国残疾人康复工作办公室印发《全国残疾预防综合试验区建立残疾报告制度工作规范(试行)》④,以"建立残疾报告制度管理体制、规范残疾信息报送流程、逐步实现残疾报告制度的良好运行"为目标,为中国建立和完善残疾报告制度指明了方向。

---

① 残疾预防和残疾人康复条例.中国康复理论与实践,2017,23(2):125—127.
② 中国政府网.国务院关于修改部分行政法规的决定.http://www.gov.cn/zhengce/content/2018-09/28/content_5326316.htm.
③ 中国残联,国家卫生计生委,公安部,国家安全监管总局,全国妇联.关于印发《全国残疾预防综合试验区创建试点工作实施方案》的通知.http://www.cdpf.org.cn/zcwj/zxwj/201606/t20160629_558792.shtml.
④ 全国残疾人康复工作办公室.全国残疾预防综合试验区建立残疾报告制度工作规范(试行).2018.

四、残疾报告制度的必要性与可行性

1. 实行残疾报告制度的必要性

残疾统计是指用科学的方法搜集、整理、分析和传播关于残疾人人口特征、社会经济特征等资料的体系。[①] 残疾统计在残疾政策制定、监测和评估等工作中都发挥着重要作用,准确、有效、完整的残疾数据是残疾政策有效实施的前提[②],全面的残疾数据对于支持残疾人充分参与社会也具有重要意义。国际上历来非常重视残疾信息统计工作,并将其作为人口统计的重要组成部分,在与残疾有关的报告及行动计划等文件中,均十分重视在国家层面进行残疾信息收集的重要作用。

1982 年联合国大会决议通过了《关于残疾人的世界行动纲领》,明确要求"在不同的经济和社会发展水平和不同的文化背景下……分析残疾人的情况"。[③] 在第一个"国际残疾人十年"里,联合国根据《世界残疾人行动纲领》和《残疾人机会均等标准规则》的实施要求,建立了专门的残疾统计系统,定期收集、发布关于残疾的信息,主要涉及的内容包括国家性残疾数据、基本残疾发生率以及残疾人口数量等[④],并建立了残疾统计数据库(United Nations Disability Statistics Database, DISTAT-2)。[⑤]

2006 年,联合国大会通过了《残疾人权利公约》[⑥],在第三十一条"统计和数据收集"中,明确提到"缔约国承诺收集适当的信息,包括统计和研究数据,以便制定和实施政策,落实本公约""缔约国应当负责传播这些统计数据,确保残疾人和其他人可以使用这些统计数据",同时还规定了关于保护数据的立法、尊重

---

① 程昭雯,石曙,甘雪芹,等.国际残疾统计发展及对中国的启示.中国统计,2016,(4):10—12.

② 邱卓英,李安巧,黄珂,等. 基于 ICF 和联合国《残疾人权利公约》对国际组织有关残疾定义及其测量的内容研究. 中国康复理论与实践, 2018,24(10):1117—1121.

③ 同①.

④ 邱卓英.国际社会有关残疾普查与统计政策研究.中国康复理论与实践,2004,10(2):113—116.

⑤ 邱卓英,刘智渊,刘凤娥,等.国际残疾统计比较研究.中国康复理论与实践,2015,11(11):958—960.

⑥ 联合国.残疾人权利公约.https://www.un.org/zh/documents/treaty/files/A-RES-61-106.shtml.

隐私以及使用数据的道德原则等内容。

2011 年,世界卫生组织与世界银行联合撰写了首份《世界残疾报告》①,报告指出,"残疾人所面临的许多障碍是可以避免的,与残疾相关的不利因素是可以克服的",并提出了针对残疾人的九项具体的政策和行动建议,其中第八条明确提出要"加强残疾数据的收集""国家层面上,应将残疾包括在各类数据收集中……在现有的抽样调查中,要采用低成本高效益以及高效率的方法加入残疾问题——或者残疾测量模块……数据应该根据人口特点分解成不同的形式,以便揭示残疾人亚群的类型、趋势以及信息。专门的残疾调查可以获得关于残疾更全面的信息"。

2014 年,第六十七届世界卫生大会颁布《世卫组织 2014—2021 年全球残疾行动计划:增进所有残疾人的健康》。这一行动计划规定了残疾数据采集和残疾研究领域的两项主要指标,其中之一即为国家全面收集残疾信息["全面"的界定为功能(身体功能和结构、活动和参与方面的障碍)、相关疾患和环境因素等所有领域],并提出了具体的成就指标与证据,以及各会员国应开展的各项行动与工作等②。

作为残疾预防的重点工作之一,中国的残疾报告制度是通过对全人群进行残疾初筛、复诊、评定以及登记上报等方式,及时发现人群中的新发残疾以及残疾高危人群,得到广泛的动态监测数据信息,并分析其特征及残疾产生原因,予以重点关注并采取干预措施,从而预防并减少残疾的发生和发展,主要由残疾筛查、疑似残疾上报、残疾评定、残疾康复、高危人群随访等环节组成。残疾报告制度最重要的成果之一便是能够在国家层面全面收集有关残疾的信息,以及时、准确、全面地掌握全人群中残疾发生和致残原因的变化情况,为完善残疾预防工作提供动态数据的支持,这也是促进残疾人健康、发展残疾人事业的基础工作。

2. 实施残疾报告制度的可行性

首先,得益于国家级制度和规范的出台,如《"十三五"加快残疾人小康进程

---

① 邱卓英,世界卫生组织.世界残疾报告.华盛顿,日内瓦,世界银行,2012.

② 世卫组织 2014—2021 年全球残疾问题行动计划:增进所有残疾人的健康.中国康复理论与实践,2014,20(07):601—610.

规划纲要》《残疾预防和残疾人康复条例》《国家残疾预防行动计划(2016—2020年)》以及《全国残疾预防综合试验区建立残疾报告制度工作规范(试行)》等文件,使得残疾报告制度的实施有了行政和法律上的保障。

其次,中国残疾报告制度的落实也具有一定的制度基础。

残疾报告制度是一项覆盖全人群的残疾预防措施,残疾的筛查是进行残疾报告的首要步骤。在中国,残疾报告工作一直在行政机构指导下进行,由卫生局(现卫生健康委员会)和残联负责,由医疗卫生机构负责开展,主要完成残疾的筛查和上报工作。我国的基层医疗卫生机构[包括社区卫生服务中心(站)、乡镇卫生院和村卫生室],是唯一能够与广大居民密切接触并且也有能力进行残疾筛查的医疗机构,因此,由基层医疗卫生机构开展残疾筛查并将疑似残疾人上报的工作,具有一定的便利性。

2016年6月,国务院医改办等七部委联合发布《关于推进家庭医生签约服务的指导意见》[①],意见指出,签约服务要"优先覆盖老年人、孕产妇、儿童、残疾人等人群""到2020年,力争将签约服务扩大到全人群,形成长期稳定的契约服务关系,基本实现家庭医生签约服务制度的全覆盖",原则上家庭医生签约服务的形式应当是团队服务,"家庭医生团队主要由家庭医生、社区护士、公共卫生医师(含助理公共卫生医师)等组成,二级以上医院应选派医师(含中医类别医师)提供技术支持和业务指导"。因此,服务于基层医疗卫生机构的家庭医生服务团队,通过与辖区内的居民建立签约服务,实时掌握签约居民的健康动态,有助于及时发现辖区内的疑似残疾人,并将其上报;除此之外,也能实现对于残疾筛查发现的高危人群的追踪和随访,以及对残疾评定后需要进行康复服务的人群及时、准确地提供服务。由此可见,中国家庭医生签约服务制度的确定和实施也为残疾报告制度的建立和完善提供了便利条件。

最后,一直以来,全国各地在其残疾报告工作的实行过程中,也为中国残疾报告制度的实施积累了一定的经验。

---

① 国务院医改办,国家卫生计生委,国家发展改革委,民政部,财政部,人力资源社会保障部,国家中医药管理局.关于印发推进家庭医生签约服务指导意见的通知.http://www.gov.cn/xinwen/2016-06/06/content_5079984.htm.

　　在国家发布《国家残疾预防行动计划（2016—2020年）》以及《全国残疾预防综合试验区建立残疾报告制度工作规范（试行）》前，广东省深圳市便已开始实行残疾儿童报告的管理规范。早在1999年，深圳市就对77 015人进行了视力、听力、言语、肢体、智力、精神6种类型的残疾调查，随后，在深圳市政府、深圳市卫生局（现卫生健康委员会）的大力支持和协助下，开始实施《残疾儿童报告制度》，让医疗、康复机构尽早把预防工作做在残疾发生之前，建立残疾监测体系，定期随访检查，实现早发现、早报告、早诊断、早康复治疗。[①]　为进一步提高深圳市人口素质，加强残疾儿童的医疗康复工作，依据《中华人民共和国母婴保健法》《广东省母婴保健管理条例》，2001年，深圳市卫生局（现卫生健康委员会）、深圳市残疾人联合会印发《深圳市残疾儿童报告暂行办法》（深卫发〔2001〕8号），用以指导残疾儿童报告的组织管理工作。办法指出，"市、区卫生局和残联负责残疾儿童报告的组织、领导工作；市、区妇幼保健院负责残疾儿童报告、调查等业务管理；镇级以上各类医疗单位（以下简称医疗机构）预防保健机构负责《深圳市残疾儿童报告卡》收集、上报工作"。[②]

　　开展全国残疾预防综合试验区工作以来，各省市基于国家下发的制度和工作规范，开始陆续制定符合各自发展特色的残疾报告制度，有序推进残疾报告制度工作。浙江省嘉兴市秀洲区在全国率先构建了具有秀洲特色的"互联网＋残疾报告制度"的残疾预防工作体系：依托基层医疗卫生单位，在日常工作中及时发现疑似残疾人并做到随时上报，定期追踪、随访高危残疾人，及时掌握新发残疾症状者的情况，了解其康复需求并及时上报，在整个工作过程中，残联需及时介入康复服务并组织残疾评定，这是一个残疾报告、康复服务和残疾鉴定整合于一体的长效机制，能够有效预防残疾的发生，减轻残疾的程度[③]。

---

　　① 殷芳.深圳实施《残疾儿童报告制度》.中国残疾人2002，（9），21—21.

　　② 深圳市卫生局、深圳市残疾人联合会关于印发《深圳市残疾儿童报告暂行办法》的通知（2001年1月5日深卫发〔2001〕8号）.http://www.sz.gov.cn/zfgb/2008/gb629/content/post_4944368.html.

　　③ 浙江日报.秀洲区依托互联网＋残疾报告制度构建残疾预防体系.http://k.sina.com.cn/article_1708763410_65d9a912020006bml.html？cre＝tianyi&mod＝pcpager_news&loc＝1&r＝9&doct＝0&rfunc＝100&tj＝none&tr＝9.

第二节　残疾报告制度的功能和意义

残疾统计是认识和掌握残疾人状况的重要方式和手段,也是促进残疾预防与康复、确保残疾人机会均等的实证基石,残疾统计对各国社会、经济和人口政策的制定和实施具有重要意义①。为在全国范围内建立统一的残疾报告制度并形成系统的残疾信息管理体系探索经验,是全国残疾预防综合试验区创建试点工作的目标之一。残疾报告制度作为一项政府主导的、与卫生政策相关的、覆盖全人群及全生命周期的制度措施,其主要功能在于准确、全面地收集、汇总残疾人有关信息,并实现信息共享,为政府精准干预残疾进程提供指导和依据,其主要意义如下。

一、理论意义

残疾报告制度是实现"健康中国"战略思想的重要体现。健康是促进人的全面发展的必然要求,全人群、全生命周期健康既是健康中国建设的战略思想,也是健康中国建设的根本目的。《"健康中国 2030"规划纲要》中明确指出,要"惠及全人群""覆盖全生命周期""突出解决好妇女儿童、老年人、残疾人、低收入人群等重点人群的健康问题"。② 这表明了中国健康事业发展的两个方向:一是要立足全人群,二是要立足全生命周期。在国家出台的与残疾预防有关的政策文件中,《国家残疾预防行动计划(2016—2020)》及国务院 2017 年颁发的《残疾预防和残疾人康复条例》,均将全生命周期健康纳入指导思想或基本工作理念。③ 基于生命历程理论,我们可以认识到,要提升健康水平,不仅需要疾病治疗,疾病和残疾的预防和康复也尤为重要,要实现全民健康,就要进行全人群残疾预防,并覆盖全生命周期。

---

① 程昭雯,石暘,甘雪芹,等.国际残疾统计发展及对中国的启示.中国统计,2016,(4):10—12.

② 中国共产党中央委员会,中华人民共和国国务院."健康中国 2030"规划纲要.中国实用乡村医生杂志,2017,24(7):1—12.

③ 宋新明.生命周期健康:健康中国建设的战略思想.人口与发展,2018,(1):3—6.

实施残疾报告制度,需要在全人群中进行疑似残疾人的筛查、评定与上报,促使残疾人进行康复,并对高危人群进行追踪,及时发现新发残疾人以便进行早期康复服务和管理,这体现了残疾预防工作"全人群、全生命周期"的理念,有助于对健康危险因素进行有效控制,为中国残疾预防工作提供了关键契机。同时,从长远来看,也有利于提高全人群健康素养、增加中国人口健康储量,推动实现"健康中国"战略目标。

二、现实意义

1. 实施残疾报告制度是国家准确统计残疾人数、构建完整残疾人信息系统的重要手段

通过建立和完善残疾报告制度,尽可能全面地、准确地发现人群中确定和漏报的残疾人口,得到广泛的动态残疾监测数据,包括获取准确、完整的残疾率及残疾高危人群的鉴定数据、残疾预防的基础数据等,便于形成统一的残疾信息管理体系,以便及时掌握中国各类残疾人口的"三间分布"以及就业、教育与康复等服务的需求,为残疾人口的研究、预测及干预工作提供依据。

2. 残疾报告制度是国家开展早期残疾预防及精准残疾干预等工作的依据,是健全国家残疾预防工作体系的基石

2006 年开展的第二次全国残疾人抽样调查数据显示,全国共有 167.8 万 0—6 岁残疾儿童,占残疾人总数的 2.02%[①];另有研究显示,我国 0—6 岁残疾儿童每年新增约 20 万人[②]。残疾给儿童及其家庭和社会都带来了经济和精神的双重负担,儿童残疾已成为各级政府、有关部门和全社会面临的问题和挑战。儿童期是个人身心发展的关键时期,通过早期康复,多数儿童可以重建生活自理、学习及社会交往的正常能力,康复效果显著。[③] 依托基本公共卫生服务体系,建立有效的残疾儿童"三早"工作机制(即,早期筛查、早期诊断、早期干预),做到与残疾康复工作精准衔接,发现儿童残疾后,能够使其在第一时间接受康复训

---

① 　中国残疾人联合会.第二次全国残疾人抽样调查数据公报.2006.
② 　2001 年中国 0—6 岁残疾儿童抽样调查报告.北京:中国统计出版社,2003.
③ 　中国残疾人联合会. 0—6 岁儿童残疾筛查工作规范(试行).2013.

练,以减少向更严重残疾或残障转化的概率,提高个人及家庭的生活及生命质量。因此,通过建立残疾报告管理体制,及时、准确、全面地掌握残疾发生和致残原因的变化情况,为完善残疾预防工作提供动态数据支持,并与后续残疾人管理相关工作进行衔接,对于进一步强化残疾预防工作体系、进行残疾预防工作模式的探索和创新、减少或延缓残疾的发生和发展以及减轻残疾程度都具有重要意义①。

通过搜集残疾报告制度所产生的信息,对其中的高危人群进行追踪和管理,通过对此类人群进行残疾风险因素的预防和干预,采取相应措施消除或者降低残疾风险,减少残疾的发生,可有效减少全人群因伤残导致的寿命损失(即,伤残调整寿命年),从而提高全人群的健康水平。通过实施残疾报告制度,做好康复衔接工作,推动已评定人群积极康复,有极大可能减轻其残疾程度,阻止或延缓其向更严重残疾程度发展的趋势,帮助残疾人恢复或补偿功能,最大限度地提高残疾人口的生命和生活质量,促进残疾人平等、充分地参与社会生活②。另外,残疾报告制度在全人群的普及,有助于加深社会公众对残疾的认识和认知,消除对残疾的偏见,有利于残疾人士心理健康发展,同时也能够提高人群对残疾预防或康复工作的依从性,有利于国家有效实施精准康复服务、开展重点人群残疾预防及干预等工作。

3. 残疾报告制度有利于指导国家有效配置有限的社会健康资源

残疾与死亡不同,死亡是不可逆的健康结局,而残疾的某些类别是可预防、可治愈、可逆转的③。资源是有限的,而人们的需求是无限的,因此对资源的配置结构进行优化、调整,是解决残疾事业发展不平衡、不充分的重要举措。从成本效益的角度看,与重度残疾所需要的医疗卫生资源相比,对高危人群和早期发现的残疾人投入健康资源,其产出更高、效果更好。

通过建立残疾报告制度,得到全国层面的残疾信息,分析残疾流行现状及致

---

① 全国残疾人康复工作办公室.全国残疾预防综合试验区建立残疾报告制度工作规范(试行).
2018.
② 残疾预防和残疾人康复条例. 中国康复理论与实践,2017,23(2):125—127.
③ 张蕾. 中国残疾人口变化趋势预测研究.北京大学,2007.

残原因,并对其变化趋势进行预测,可有效指导国家健康资源配置,将资源提前流向那些可以预防或减少残疾发生的高危人群,以降低残疾发生率;对通过残疾评定早期发现的残疾人口给予一定的资源倾斜,推动其恢复健康,或减轻其残疾程度,或至少帮助维持基本功能、延缓其残疾进程,以减少残疾程度加重后所需要的更多的社会资源支出,例如辅助器具、设备、照护、专业的公共交通工具以及收入上的支持;另外,对于那些评定为严重或非常严重残疾等级的人,也能够给予更有针对性的支持和服务。因此,通过残疾报告制度,能够指导国家有的放矢、合理利用有限的健康资源,将健康资源覆盖到更多有需要的群体,增进全人群的整体健康水平,同时对社会保障的倾向性也会有重大的影响作用。

4. 残疾报告制度有助于推动全面建设小康社会,构建社会主义和谐社会

我国改革开放已经40余年,残疾人理应和普通健康公民一道,共同分享我国改革开放的成果。与此同时,中国正坚定贯彻"实施健康中国战略,深化医药卫生体制改革"的十九大精神,立足全人口和全生命周期,促进全民健康美好愿景的实现,也亟须我们在提升整体健康水平的同时,重点关注残疾人这一弱势群体的健康问题。

残疾人口的数量及其在总人口中所占比例是反映一个国家人口质量的重要指标,也是国民经济和民政事业发展所必须考虑的一个重要方面[1]。诸多研究表明,除了残疾类型的限制之外,残疾严重程度也是影响残疾人参与程度的一个重要因素。残疾人口是全人群中面临困难较多的健康弱势群体,他们在基本的日常生活、教育、就业、医疗、康复、婚姻、权益保障等社会生活与发展的各方面都存在许多困难,残疾人生活、发展和参与状况是反映公平正义的和谐社会的重要指标,对残疾人提供的社会保障也是评价一个国家或地区社会经济发展水平与文明进步程度的重要标志。

因此,实施残疾报告制度,建立健全残疾预防体系,有效控制残疾的发生和发展,是提高我国人口素质、提升人力资本储量的重要举措,是促进我国社会经济可持续发展的基础性工作之一,也将是全面建设小康社会、构建社会主义和谐

---

① 张蕾. 中国残疾人口变化趋势预测研究.北京大学,2007.

社会,最终实现中华民族伟大复兴的重要保障。另外,通过残疾报告制度所收集的有关残疾人的数据信息,有助于参与残疾政策研究的人员制定援助残疾人的政策和计划,全面改善残疾人状况、推动其平等参与社会生活,也有利于社会文化和家庭凝聚力的提升,有助于提高公众和社会对政府的评价与信任。

第三节　残疾报告制度的发展趋势

目前,中国的残疾报告制度主要分为两部分:0—6岁儿童残疾报告制度与7岁及以上人群残疾报告制度。根据《全国残疾预防综合试验区创建试点工作实施方案》以及《全国残疾预防综合试验区建立残疾报告制度工作规范(试行)》,要建立残疾报告制度,具体建立过程如下:"按照全国残疾人康复工作办公室下发的《残疾报告制度管理办法(试行)》,依托妇幼保健网络,按照《0—6岁儿童残疾筛查工作规范(试行)》开展0—6岁儿童残疾筛查,将确诊的残疾儿童信息报送至试验区卫生计生部门(现卫生健康委员会)和残联。依托社区卫生服务中心(站)、乡镇卫生院、村卫生室,在建立居民健康档案、开展签约服务过程中,发现疑似残疾人,将疑似残疾人信息报送至试验区卫生计生部门(现卫生健康委员会)和残联。""在自愿前提下,残联组织疑似残疾人在残疾评定机构进行残疾评定。残疾评定机构将评定后的残疾人信息报送至试验区卫生计生部门(现卫生健康委员会)和残联。残联按要求汇总确诊的残疾儿童信息和评定后的残疾人信息,报送全国、省残疾人康复工作办公室。"

2011年,世界卫生组织发布《世界残疾报告》,在提高残疾数据的可获得性和质量方面,有针对性地提出了4条政策建议,包括采用《国际功能、残疾和健康分类》、改进国家的残疾统计、提高数据的可比性以及开发适宜的工具填补研究空白,这对于中国国家残疾报告制度的建立、发展和完善具有十分重要的指导意义[①]。

---

① 节选自邱卓英译《世界残疾报告》:邱卓英. 世界残疾报告.华盛顿,日内瓦,世界银行.2012.

一、采用《国际功能、残疾和健康分类》作为通用定义与测量框架

运用《国际功能、残疾和健康分类》作为收集参与、融合和健康的政策目标的残疾数据的通用架构,有助于建立更好的数据采集设计方案,从而确保不同来源的数据之间可以建立联系。因此,建议各国基于《国际功能、残疾和健康分类》建立基础定义和国家数据标准,确保数据的采集涵盖广泛的《国际功能、残疾和健康分类》领域——损伤,活动受限和参与局限相关的疾病、环境因素,这些项目是数据集应涵盖的最低标准。

二、全球各国逐步改进国家残疾统计制度

基于《世界残疾报告》建议,改善残疾数据、残疾流行率、满足和未满足的需求以及社会经济状况的数据的方法包括:①使用"功能性障碍方法"取代"损伤方法"确定残疾流行率,以更好地分析残疾范围;②根据联合国华盛顿残疾小组和联合国统计委员会的建议书要求,采取国家人口普查的数据,用于筛查受访者以便实施更详细的随访调查;③在现有的抽样调查如国家入户调查、国家健康调查、普通的社会调查或劳动力调查中增加残疾问题或残疾相关的问卷,是一种获得残疾人全面数据的较高成本—效益和有效性的方法;④开展详细的残疾调查,以获得有关残疾人口的残疾和功能的广泛信息,如残疾现患率、与残疾相关的疾病、残疾相关服务需求以及其他的环境因素,调查也应该涉及居住在机构中的人员和儿童;⑤可以通过人道主义危机中的专项调查来收集有关残疾人的数据或者有残疾风险的人的数据,包括流离失所者;⑥收集管理性数据可以提供关于服务的使用者、服务类型与数量以及服务成本方面的信息,在主流的管理性数据采集活动中,可以加入标准的残疾限定值以监测残疾人获得主流服务的情况;⑦建立各种数据集合间的数据统计联系,可以将处于不同时间段的某人的信息集中起来,并且可以保护个人隐私,这些数据联系的研究通常实施很快,成本较低;⑧在有资源的地方,要采集包括残疾问题的纵向数据,纵向数据研究了一个人和他们所处环境随着时间变化而变化的状况,这些数据可以使研究者和政策制定者更好地了解残疾的动态性。这种分析能更好地显示出个体及其家

庭在残疾发生时的变化,他们的状况是如何受到针对改善残疾人的社会和经济状况的公共政策的影响,贫困和残疾之间的因果联系,以及怎样和何时启动预防措施,修正干预方法,并且改变环境。

三、提高数据在国际层面的可比性

从国家层面收集的数据需要在国际层面具有可比性。提高数据的可比性有以下几个途径:①标准化国家残疾流行率的元数据。例如,定义残疾的测量,明确测量目的,指出残疾涉及的方面并定义连续体重的阈值。这将有利于利用国际数据资料库,如世界卫生组织《全球健康观察》,编制国家残疾流行率的报告。②使用连续的测量来评估功能水平的多个维度,优化生成残疾流行率的方法。这可能要针对各种设置阈值的方法做更多的工作,包括研究不同阈值的灵敏度以及这个阈值对服务和政策的意义。③开发基于《国际功能、残疾和健康分类》的可比较的残疾定义和收集残疾人数据的统一方法,并在不同的文化中进行测试,不断应用在人口调查、人口普查及管理性数据中。④开发扩展的残疾测量方法并进行测试,使这种方法能够纳入到人口调查中,或作为人口调查的补充方法,或作为应用联合国华盛顿残疾统计小组和布达佩斯倡议的残疾调查方法的核心。开发适当的测量儿童残疾的工具。⑤促进各种技术方案间(包括布达佩斯倡议、欧洲统计委员会、亚太经社理事会、联合国统计委员会、华盛顿小组、世界卫生组织、美国和加拿大)的合作与协调发展,以在全球、区域和国家水平上测量残疾的流行率。

四、开发适宜的工具填补研究空白

《世界残疾报告》建议,为了提高对残疾流行率统计估计的效度,针对不同调查,如自我报告和专业评估,需要展开进一步的研究。为了更明确地认识人类及其所处环境以及之间的相互作用,需要开发测量环境及其对残疾不同方面影响的工具,以助于确定环境干预的成本—效益。为了能够了解残疾人的生活经历,需要开展更多的定性研究。测量残疾人生活经历的方法需要同时测量残疾人福祉和生活质量。为了更好地认识疾病与残疾之间的相互关系,并建立一种有关残疾的流行病学统计方法,需要开展更多的研究,将残疾有关的疾病(包括合并病症)的数据纳入到单一的描述疾病的数据集中,这样就可以分析疾病与残疾和环境因素之间的交互作用。为了更好地认识残疾成本,需要形成关于计算残疾导致额外生活成本的定义和方法的统一技术方案,需要有关因残疾而造成的劳动力市场参与和生产力丧失的数据,涉及成本—收益和成本—效益分析。

除了通常的学术杂志之外,应该在更广泛的范围内检索构建国家残疾政策的数据和信息,包括由统计机构收集的数据,由政府机构收集的管理数据,由政府部门、国际组织、非政府组织和残疾人组织报告的数据。重要的是,这种包括很好的实践经验的信息,应该在更广泛的国家间分享,这将有助于发展中国家传播这种经验。这些经验常常是创新性的,并具有极高的成本—效益。

基于此,未来中国残疾报告制度的发展,首先应秉承联合国《残疾人权利公约》的精神,基于《残疾人权利公约》中所确认的政策框架和商定的原则发展残疾报告制度。具体来讲,主要有以下几点:

1. 借鉴 ICF 框架,确立统一的残疾定义和测量标准

世界卫生组织颁布的《国际功能、残疾和健康分类》,是国家制定残疾政策和进行残疾统计的标准工具,联合国统计署也将 ICF 作为国际残疾相关统计标准。[1] ICF 是以生物—心理—社会残疾模式为概念框架的,但目前我们国家对残疾的分类是基于残损的残疾定义,对残疾人的认定是通过严格的医学诊断、以残损为基础的[2]。

在我们国家进行的残疾登记和统计调查中,可以借鉴《国际功能、残疾和健康分类》中提供的残疾概念框架及与信息相关的标准[3][4],促进中国的残疾统计

---

① 邱卓英,李安巧,黄珂,等. 基于 ICF 和联合国《残疾人权利公约》对国际组织有关残疾定义及其测量的内容研究.中国康复理论与实践,2018,24(10):1117—1121.

② 陈功,郭超,陈新民,张新龙,武继磊,宋新明. 全国两次残疾人抽样调查设计和方法的比较分析.人口与发展,2014,20(4):45—51.

③ International Classification of Functioning, Disability and Health(ICF). Geneva, World Health Organization, 2001.

④ International Classification of Functioning, Disability and Health, Children and Youth Version(ICF-CY). Geneva, World Health Organization, 2007.

标准与国际接轨;参考世界卫生组织、华盛顿小组以及联合国统计委员会等关于残疾统计、测量的方法,制定残疾调查模块和问题集、评估个体的残疾状况[1];同时,还可以借鉴世界卫生组织和联合国亚洲及太平洋经济社会委员会编制的残疾统计培训手册[2],建立以人口为基础的残疾测量标准,以提高数据获取的质量,提高残疾数据的国际可比性。

2. 因地制宜采取多样化的残疾统计调查方式,提高科学性并进行信息共享

就残疾统计的方式而言,目前国际上常用的残疾统计方式包括:①人口普查,即国家在进行人口普查时,加入残疾相关调查项目,例如筛查残疾发生率和与残疾有关的社会经济特征;②残疾人口专项调查,即采用抽样调查的方式,针对残疾人进行专门的调查统计;③部门常规登记,由各个相关部门在日常工作中对残疾人信息进行连续或动态的信息采集[3]。

程昭雯[4]等人的研究指出,中国的残疾统计体系大致是以国家统计部门为指导、中国残疾人联合会为组织实施主体、相关部门作为统计补充,主要的残疾调查和统计包括 1987 年和 2006 年的两次全国残疾人抽样调查、全国残疾人监测调查、全国残疾人基本服务状况和需求专项调查、全国残疾人基本服务状况和需求信息数据动态更新,以及民政部、卫计委、教育部等部门的常规统计登记,虽然调查方法较为多样、内容较为丰富,但调查对象覆盖范围有限,缺乏制度化和连续性。

因此,我们可以采用"残疾"的视角,在国家重大普查、专项调查或部门统计中加入残疾指标作为统计内容的一部分,视调查时间间隔的长短和调查的难易程度可适当增减残疾问题或残疾相关的问卷,建立统一的残疾统计标准,以增强

---

① Kostanjsek N. Use of the International Classification of Functioning, Disability and Health (ICF) as a Conceptual Framework and Common Language for Disability Statistics and Health Information Systems. BMC Public Health, 2011, 11(4): 1—6.

② Training Manual on Disability Statistics. Geneva, World Health Organization and Bangkok, United Nations Economic and Social Commission for Asia and the Pacific, 2008.

③ 程昭雯,石暘,甘雪芹,等. 国际残疾统计发展及对中国的启示.中国统计,2016,(4):10—12.

④ 同①.

各统计数据间横向以及不同时间段残疾统计数据纵向的可比性。

需要强调的是,通过不同的残疾统计方式收集的有关残疾高危人群、新发人群及已评定残疾人群的信息,都应最大限度实现在各级教育、就业、社会保障、医疗卫生、公共政策等政府部门及残联等组织之间的共享,以获得残疾人在不同时间段较为全面的信息,提高信息利用能力,减少重复调查,有利于节约社会资源,推动形成统一、完善的残疾管理制度体系,共同为增进残疾人福祉奠定基础。

3. 重视统计性别和儿童的视角

在国际残疾统计中,性别这一基本要素的统计十分受到重视,不论是短调查问卷还是在扩展调查问卷中,都包括了性别统计。扩展调查问卷中还涵盖了功能、参与和环境三个维度的测量:在进行性别统计时,功能方面,能够计算女性单项残疾发生率、男女单项残疾发生率之比、女性总残疾发生率、男女总残疾发生率之比等;参与方面,能够计算残疾女性就业率、残疾女性入学率、残疾男女就业率之比等;环境方面,可计算某项功能障碍的女性辅具使用比例、男女辅具使用比例之比等。[①] ICF 分类概念中,还涉及残疾儿童的测量,如学习、交流、参与和人际交往等。华盛顿小组和联合国残疾儿童基金会专门开发了儿童残疾测量问卷(ES-C),覆盖 2—17 岁的儿童,内容包括功能和参与两个维度。

性别和年龄的细分,更能敏感地反映不同性别、不同年龄残疾人在社会各层面所处的状况,也是衡量男女老少残疾人群在社会经济发展中地位、权利、作用和发展状况的尺度;性别和年龄的差异也能体现出不同人群所面临的不同问题和需求,从而提示残疾人服务的供给和侧重方向。[②] 因此,我们在进行残疾信息统计时,同样应该规范残疾女性和儿童的信息统计,注重统计与其生存和发展相关的性别、年龄指标,并在国家和部门的常规统计或统计调查中规范应用,建立和完善分类数据库。[③]

---

① 程昭雯,石曦,甘雪芹,等.国际残疾统计发展及对中国的启示.中国统计,2016,(4):10—12.

② 李锁强,肖丽,徐建琳,等.中国残疾统计面临的挑战与建议(上).中国统计,2016,(07):4—7.

③ 程昭雯,张蕾,石曦,等.中国残疾统计的进展、问题与挑战.残疾人研究,2016,(4):75—79.

4. 积极总结和推广已有的残疾报告制度的成功模式

中国残疾预防工作已经实施达半个世纪之久,各地在开展残疾预防工作、进行残疾上报过程中,也已经进行了较长时间的探索,各地残疾人相关部门应积极地总结已有的残疾报告成果及经验,以向其他地区推广和交流,推动全国残疾报告制度的发展。

以浙江省嘉兴市秀洲区为例,据报道,其在全国率先建立的"互联网+残疾报告制度"的亮点在于,"通过资源整合,成功建立及时发现疑似残疾人、适时介入康复服务、实时组织残疾评定的残疾预防体系,将康复与预防相结合,真正实现残疾早发现、早康复、早评定,发挥康复的最大作用,有效预防残疾发生,减轻残疾程度"。其资源整合的具体做法是将"健康档案管理系统里加入残疾报告模块",并将相关数据加入该模块中,"同时加入康复需求、康复服务和残疾人评定等相关内容",还与其他系统(如脑卒中管理系统)进行对接;通过整合,社区医生能够"在签约服务、健康档案管理、日常诊疗、慢病管理、社区康复等服务中及时进行筛查、完善相关数据",区残联每月组织需要残疾鉴定的疑似残疾人进行残疾评定,评定机构完善系统中的相关信息,由此形成了常态化的残疾报告制度。① 在全国推行家庭医生签约服务制度的环境下,秀洲区的残疾报告制度模式具有一定的借鉴价值,且具有可行性。

5. 多方协力,共同推进残疾报告制度

残疾预防工作涉及教育、就业、社会保障和医疗卫生等多个政府部门以及残联等组织,因此需要多部门通力协作。根据《全国残疾预防综合试验区建立残疾报告制度工作规范(试行)》,目前中国残疾报告制度体系中涉及的机构主要有:①省、市、县(区)、乡级残疾人联合会、卫生计生委(现卫生健康委员会);②乡镇(街道)政府(办事处)、村(居委会);③省、市、县(区)级相关残疾筛查、诊断

---

① 浙江日报.秀洲区依托互联网+残疾报告制度构建残疾预防体系.http://k.sina.com.cn/article_1708763410_65d9a912020006bml.html? cre = tianyi&mod = pcpager_news&loc = 1&r = 9&doct = 0&rfunc = 100&tj = none&tr = 9.

和残疾评定的医疗卫生机构;④其他残疾报告相关部门。①

在浙江省嘉兴市秀洲区的残疾报告制度模式中,除残联、卫生健康委员会以及基层医疗机构外,还规定由区教育和文化体育局配合进行在园儿童的残疾报告制度。为强化多部门联动、提高残疾统计效率,未来还应加强残联与卫生健康委员会、教育、民政、社会保障等相关部门的沟通,与基层医疗卫生机构、基层组织、鉴定机构以及康复机构的联系,进一步加强各系统间残疾资源的整合。但目前中国尚未建立有关政府信息资源共享及多部门协同工作的规定,不同部门进行协调合作在现实中很难完成,因此,还应在国家层面,或至少省级层面上进行顶层设计,出台相应的政策和法规,将残疾报告制度列入法制化管理体系,做到有章可循,形成国家或各省工作计划,以合力推进残疾报告制度。

---

① 全国残疾人康复工作办公室.全国残疾预防综合试验区建立残疾报告制度工作规范(试行).
2018.

第二章　国内外残疾报告制度相关研究进展

第一节　相关研究的区域模式分析

一、国际残疾数据收集模式

1.基于国家残疾人注册登记制度收集残疾人信息

残疾人注册登记制度是许多国家都采用的用于保障残疾人基本权利的一项制度,这项制度的实施要求各国制定完备的强制性的或自愿性的登记制度,并且实施相应的具体操作方法①。目前许多国家都颁布了与残疾人登记制度相关的法律或行政法规,要求符合条件的残疾人士参与登记,并使其能够获得许多不同的社会福利待遇。②

除了人口普查和调查外,残疾问题的补充数据源包括行政体系收集的数据(一般是因为其他目的或其他更为一般的目的所建立),以及残疾登记数据;许多类型的行政记录和登记系统中都可获取残疾数据,包括人口登记簿、人口动态登记体系、社会保障体系、职业伤害登记处、康复方案和残疾人其他服务机构。③

---

① 邱卓英.《国际功能、残疾和健康分类》在残疾人事务中的应用.中国康复理论与实践,2003,9(9):547—552.
② 邱卓英.国际残疾调查统计标准与方法研究.中国康复理论与实践,2004,10(3):188—191.
③ 联合国.《编制残疾统计资料的准则和原则》.2002.

从行政记录和登记簿中能够获取残疾人的独家信息,以部分欧盟国家(如比利时、希腊、法国、爱尔兰、德国)为例,具体如下:

(1)比利时:接受特殊教育的残疾小学生。这一数据的涵盖对象包括有能力接受某种教育,但不能跟上普通教育机构教育进度的儿童和青少年;可进一步细分为四个级别的学生,在每个学期开始时便收集数据。[①]

(2)希腊:这种数据主要是针对领取普通计划规定的疾病养恤金的人;一般来说,是指由于普通疾病(包括精神病)、职业病或工伤事故或非工伤事故造成的残疾程度至少达到50%的被保险人;这一保险覆盖了私营部门的雇员,每年都可以提供残疾相关数据。[②]

(3)法国:这一政策适用于20岁至60岁的成年残疾人(或16岁至20岁的不再有资格领取家庭补助的人),其残疾程度至少应达到80%;如果残疾程度低于此标准,但由于残疾而丧失了从事专业工作的能力,也可享受赠款;赠款的数额取决于残疾个人能否工作和其收入多少,它旨在保证全体成年残疾人的人均最低收入,可从中获得年度残疾人数据。[③]

(4)爱尔兰:这一方案主要针对的是残疾儿童,涵盖了2岁到16岁的重度残疾儿童。他们大都生活在家中,但由于身有残疾,所以需要给予较多的护理和关注,大大高于同龄儿童所需的一般程度;从这个数据源中可以获得年度数据。[④]

(5)德国:残疾人连续登记制度。这是一项旨在服务残疾人的登记制度,主要是针对由地方政府核证为残疾,并有资格领取特殊福利金的人;根据规定,残疾程度(或能力下降百分比)达到或超过50%即表示患有严重残疾;地方政府根据医疗报告和相应的准则确定申请人的残疾程度,这种残疾可能包含了生理和心理等多维度失调的结果;每两年都会在区级和全国通过该登记制度专门统计编制有关严重残疾人的数据;此外,登记制度还作为微观普查中残疾数据收集方

---

① 欧共体统计处.《残疾人:统计数据》,第二版(卢森堡,欧洲共同体官方出版物处).
② 同①.
③ 同①.
④ 同①.

法的改进依据。[①]

2. 从国家一般调查或残疾专项调查中收集残疾人信息

一般来看,在国家的一般调查中设立残疾模块,或从国家残疾专项调查中收集残疾人信息是国际上比较常见的残疾人信息收集手段,这一方法不仅便于实行,而且具有较高的成本收益。

在欧盟,残疾统计数据主要来源于在欧盟成员国(但并非所有成员国均能够进行调查)所进行的四项大型调查,分别为:欧洲健康和社会融合调查(EHSIS)、欧洲健康访谈调查(EHIS)、收入和生活条件统计调查(SILC)以及劳动力调查(LFS)。

在英国,设有专门的残疾事务办公室(Office for Disability Issues),残疾信息主要来源于残疾事务办公室及英国社会保障部(Department of Social Security)。2001年,英国社会保障部被劳动与年金部(Department for Work and Pensions)代替。在英国,与残疾有关的统计数据主要来源于一系列不同的大型或专项调查,例如人口普查、家庭资源调查、劳动力调查、生活机会调查、ONS意见调查、社会态度调查、犯罪调查、住房调查等,涵盖了残疾人口的一般人口统计,生活水平,就业,教育,不公平待遇,休闲、社交和文化活动,参与志愿活动,交通,通信,司法,住房等涉及残疾人生活的方方面面。[②]

在加拿大,自1983年以来,加拿大统计局在加拿大就业和社会发展部(ESDC)的支持下,开展了七项针对残疾人的调查:1983/1984年加拿大健康与残疾调查(每月劳动力调查的补充),1986年和1991年健康与活动限制调查(HALS),2001年和2006年参与和活动限制调查(PALS),以及2012年和2017年加拿大残疾人调查(CSD)。[③]

在澳大利亚,统计局收集的残疾数据来源于不同的调查,比如人口普查、人口调查和行政登记等,包括综合性大型调查和各种专题调查,如残疾、老龄和照

---

① 联合国.《编制残疾统计资料的准则和原则》.2002.

② https://www.gov.uk/government/publications/disability-facts-and-figures/disability-facts-and-figures.

③ Adele F. The Evolution of Disability Data in Canada:Keeping in Step With A More Inclusive Canada. 2018.

顾者调查(SDAC),全国健康调查(NHS),一般社会调查(GSS),人口和住房普查,个人安全调查(PSS),收入和住房调查(SIH),教育培训调查(SET),就业和失业模式调查(SEUP)等。①

3. 以政府为主导,自上而下进行残疾登记

2005年,法国通过《残疾人权利平等法案》,在全法境内建立残疾人之家(MDPH,每省一个,全法国共110多个),这是一个由国家公务员、地方公务员及相关医疗、心理、教师、律师等领域的专家共同组成的残疾服务机构,旨在为残疾人提供全面的综合性服务。② 法国残疾人之家的主要功能有:①对残疾人的身份认定和残疾评估;②残疾人福利申请的处理和福利发放;③针对残疾人提供服务,包括托养服务和居家护理、就业指导和援助、医疗评估及康复指导等方面的工作;为保证提供高效的服务工作,每一项服务都分别建立了专业的团队,由社会工作者、专业教育工作者、医师、心理学家、护士及其他职业融入人员等组成,同时还与许多团队外部的合作机构建立了密切关系。③ 除此之外,不同地区的残疾人之家还会基于辖区内的情况开展其他的特色服务。例如,巴黎第75省的残疾人之家,其日常工作还包括:实施残疾儿童家庭干预计划;对16—25岁残疾青少年开展残疾评估、追踪申请及个性化方案制定等服务;负责改善残疾人的职业融入问题、进行培训追踪及评估;进行残疾人社会医疗机构的定位以及对残疾人日常生活项目进行相应的随访和评估。④

在英国威尔士,由22个地方当局进行残疾人的登记和注册,以SSDA900表格的形式提供给威尔士政府内的数据收集小组。身体或感官残疾人的登记册包括根据1948年《国家援助法》第29条登记的所有人。但登记是自愿进行的,因此,考虑到某些残疾人可能不愿意进行登记,收集的数据可能低估了身体或感官残疾人的数量。但是严重视力障碍的人数可能相对可靠,因为严重视力障碍的

---

① Australian Bureau of Statistics. 4431.0.55.002-ABS Sources of Disability Information, 2012 – 2016. http://www.abs.gov.au/AUSSTATS/abs@.nsf/Latestproducts/4431.0.55.002Appendix1102012%20 – %202016? opendocument&tabname = Notes&prodno = 4431.0.55.002&issue = 2012%20 – %202016&num = &view = .

② 任占斌,丛向群,段小蕾.英法残疾人社会保障和服务工作考察.残疾人研究,2011,(01):58—61.

③ 同②.

④ 同②.

登记是获得某些社会福利的前提,因而在筛查时可能相对更为严谨。视力障碍者由地方当局向眼科医师证实其视力障碍后进行登记,并发放视力障碍证书(威尔士),正式证明某人是视力不佳或失明("视障者"或"严重视障者"),以便地方当局登记。[①]

二、新生儿筛查管理制度模式

婴儿出生时,可能会伴随一些目前无法在产前作出诊断的先天性、非致死性疾病,若不及时发现,将会严重影响婴幼儿的智力和体格发育,造成痴呆和残疾。随着经济发展和技术进步,人们发现,通过对新生儿取少量血液进行快速检查,可以判别新生儿是否患有遗传性疾病,这一新生儿筛查方法有助于及时进行残疾的早期诊断和治疗,从而能最大程度地降低新生儿出生缺陷造成的损害,如夭折、智力发育迟缓或永久性功能丧失等[②]。

20世纪60年代,国际上便开始进行了新生儿筛查工作,但由于受到经济条件、社会环境和医疗技术的限制,至20世纪60年代末,只有一些发达国家开展了新生儿苯丙酮尿症(phenylketonuria,PKU)筛查工作,其中,美国是最早开展筛查的国家。[③]

1. 国家政府集中管理模式(以英国为例)

英国的人口筛查工作由卫生部负责,包含新生儿筛查在内的11项筛查计划,并由卫生部下属的国家筛查委员会制定筛查标准。在新生儿筛查方面,为确保提供优质的新生儿筛查服务,卫生部还专门成立国家新生儿筛查项目中心,主要负责制定国家新生儿筛查的标准,并进行全国性的质量控制和绩效管理项目[④]。

以新生儿听力筛查计划(NHSP)为例,该项目最早是在19世纪60年代由英

---

① https://statswales.gov.wales/Catalogue/Health-and-Social-Care/Social-Services/Disability-Registers/physicallysensorydisabledpersons-by-localauthority-disability-agerange.

② 李丽娜.美国新生儿筛查的现状与展望.中国优生与遗传杂志,2006,14(9):5—6.

③ 刘晓曦,许侠.新生儿筛查现状及其发展趋势.中国优生与遗传杂志,2009,(1):4—5.

④ 刘晓曦,许侠,薛云.国外新生儿筛查管理模式的比较与借鉴.中国妇幼保健,2009,24(13):1745—1747.

国首先倡导的,旨在确定新生婴儿中的重度和深度耳聋和听力损伤,规定所有在英格兰出生或居住的婴儿的父母,应在新生儿出生后4至5周内为其婴儿提供听力筛查,该测试可以在医院、门诊或家中进行。[1] NHSP 拥有国家信息技术系统的支持,系统通过筛选和听力评估过程实现婴儿管理,并为审计和服务开发提供数据;系统中记录的信息可供筛查,听力学和病因学团队中的每个负责提供者使用;儿童健康记录部门团队可以被授予只读访问权限,并能够为其导出筛查结果。[2]

2. 国家和地方政府共同管理模式(以美国、加拿大为例)

(1)美国

在美国,新生儿筛查工作是由联邦政府和州政府共同负责的,联邦卫生部门主要负责指导和规范工作;其中,卫生资源与服务管理局负责筛查工作技术规范,疾病预防控制中心负责开展质量控制。[3]

目前,美国的新生儿筛查工作已基本实现全覆盖,每年约有40万新生儿接受筛查;新生儿筛查作为一项公共卫生措施,一直由州政府负责组织管理与实施,目前,各州均已立法将新生儿筛查作为强制执行的项目。[4] 虽然美国各州都有法定的筛选要求,但各州针对新生儿筛查出台的政策各有不同,各州之间实施强制性新生儿筛查的疾病种类相差很大,有的州只筛查3种疾病,而有的州规定的筛查病种能够达到43种疾病;[5]且各州对新生儿筛查所投入的费用也各不相同。另外,各州之间在筛查要求上也存在一定差异,例如,纽约州筛查要求为法律规定的所有婴儿,如果在24小时之内完成初步筛选,还需要在3—5天内进行第二次测试[6];华盛顿法律要求为法律规定的所有婴儿,第二次筛查测试建议在

---

① https://www.gov.uk/guidance/newborn-hearing-screening-programme-overview.

② https://www.gov.uk/government/publications/newborn-hearing-screening-programme-nhsp-operational-guidance/8-national-it-system.

③ Potter BK, Avard D, Wilson BJ. Newborn blood spot screening in four countries: stakeholder involvement. Journal of Public Health Policy, 2008, 29(1): 121—142.

④ 刘晓曦,许俊. 新生儿筛查现状及其发展趋势.中国优生与遗传杂志,2009,(1):4—5.

⑤ 任爱国.美国健康与人类服务部公布新生儿疾病筛查病种研究报告.中国生育健康杂志,2005,(4):247—247.

⑥ http://genes-r-us.uthscsa.edu/resources/consumer/StatePages/NewYork.htm.

7 到 14 天进行①；明尼苏达州要求同样为法律规定的所有婴儿，但父母有权退出②；阿拉巴马州法律要求，对所有新生儿进行筛查，并在 2—6 周内对所有婴儿进行第二次检查③。

国家新生儿筛查和全球资源中心（NNSGRC）是美国独立的新生儿筛查国家资源中心，并在全球范围内提供新生儿筛查信息。它是联邦政府资助的唯一新生儿筛查信息综合来源，除了提供独立的咨询服务、计划审查、选定的国家数据和国际讨论列表服务外，NNSGRC 还提供信息和相关资源，使国家和国际新生儿筛查利益相关者受益。④ 该信息平台不具有行政效力，但目前已经汇集了全国 51 个新生儿筛查项目。⑤

美国是世界上最早推出新生儿听力筛查标准的国家，经过几十年的积累，已经建立起覆盖全国的健全的医疗服务网络，并且有议会立法保障医疗资源的合理分配，对于有效降低失访率、保障听力筛查工作的完整实施、提高新生儿筛查覆盖率都具有重要意义。在美国，新生儿听力筛查现已成为常规听力测试的一部分，医院和研究机构作为筛查工作中的主要参与机构，其余依次是大学、卫生组织和中学。各州主要采用给保健机构寄送信函、给家庭信件和预约时间通知等几种有效方式进行筛查之后的随访工作。2010 年，《2010 年美国早期听力筛查干预法案》正式通过，在国家法律层面有力推动了听力筛查工作。⑥

（2）加拿大

在加拿大，每年约有 34 万新生儿，新生儿筛查制度的覆盖率已达 100%。新生儿筛查工作主要取决于新生儿所在的省份或地区，因为不同省份或地区的制度并未统一，一般有 5—38 种常规筛查疾病，其中有 4 个省和 1 个地区的筛查病

---

① http://genes-r-us.uthscsa.edu/resources/consumer/StatePages/Washington.htm.

② http://genes-r-us.uthscsa.edu/resources/consumer/StatePages/Minnesota.htm.

③ http://genes-r-us.uthscsa.edu/resources/consumer/StatePages/Alabama.htm.

④ http://genes-r-us.uthscsa.edu/home.

⑤ 刘晓曦，许侠，薛云. 国外新生儿筛查管理模式的比较与借鉴. 中国妇幼保健，2009，24（13）：1745—1747.

⑥ 国外新生儿听力筛查聚焦——以澳大利亚和美国为例.http://www.deafchina.com/2011/02/14/国外新生儿听力筛查聚焦——以澳大利亚和美国为例/.

种超过 15 种。① 与美国不同,加拿大并没有国家性的新生儿筛查政策,只有萨斯喀彻温省设立了专门针对新生儿筛查的法律,其他省或地区的新生儿筛查工作的规范性仅取决于行业标准②。

以安大略省新生儿筛查制度为例,安大略新生儿筛查(Newborn Screening Ontario, NSO)设立于 2005 年,总部位于渥太华的安大略东部儿童医院(CHEO),是一个协调加拿大安大略省新生儿筛查的项目,是目前加拿大最全面的新生儿筛查项目之一。为确保安大略出生的每个婴儿都接受筛查,每个受影响的婴儿都接受适当的治疗和随访,在此过程中,需要三个主要卫生保健提供者的协调行动:①信息提供者。医院、生产中心、助产学实践和初级卫生保健提供者负责对家长进行新生儿筛查、血液标本收集、护理点测试的教育,为每个筛查的婴儿提供准确、完整的信息,并及时跟踪筛查阳性者。②安大略新生儿筛查。NSO 负责检查、记录、保存和测试质量保证,与提交者就不满意或错过的筛查进行沟通,并将血液样本检测呈阳性的婴儿转诊至新生儿筛查区域治疗中心的专家,并获取后续信息,以便提供有关新生儿筛查的教育信息。③区域治疗中心。每个筛查阳性婴儿都被转诊到区域治疗中心或专科医生,这些专门的治疗中心负责协调诊断测试,以确定婴儿是否真正受到影响,并在必要时提供治疗和管理,向 NSO 提供后续信息,以及对当地的卫生保健提供者进行教育。③

3. 地方政府管理模式(以澳大利亚为例)

在澳大利亚,新生儿筛查工作主要是由地方卫生行政部门负责,具体的管理工作由各州行政部门负责。而且,该筛查特别强调伦理和法律问题,因此,筛查工作是非强制性的,必须获得父母的应允。④ 新生儿筛检测试,通常被称为 Guthrie 测试,其目的在于检测新出生的婴儿是否患有严重疾病,测试通常是在

① 刘晓曦,许侠,薛云. 国外新生儿筛查管理模式的比较与借鉴.中国妇幼保健,2009,24(13):1745—1747.

② 国外新生儿听力筛查聚焦——以澳大利亚和美国为例.http://www.deafchina.com/2011/02/14/国外新生儿听力筛查聚焦——以澳大利亚和美国为例/.

③ Newborn Screening Manual. https://www.newbornscreening.on.ca/sites/default/files/newborn_screening_manual_2018_-_web.pdf.

④ 同①.

婴儿出生后的 48 到 72 小时之间进行的。在澳大利亚,Guthrie 测试作为所有新生儿例行护理工作的一部分已经超过 35 年,该项测试是免费提供的。有任何疾病的迹象或症状都会立即得到随访。[①]

另外,澳大利亚是全球听力损失儿童康复率最高的国家。其新生儿听力筛查是依靠家庭成员的细心观察来发现新生儿存在的各种问题,再由专业机构进行诊断干预。不仅最大限度地发挥了家长在新生儿听力损失检测中的重要作用,而且为国家节省了资源,大大降低医疗系统的投入。[②]

与其他国家不同,澳大利亚并没有在国家层面设立专门的新生儿筛查管理机构,且一直缺少相关的国家法律法规和政策,各州的新生儿筛查仅依靠澳大利亚人类遗传学会和皇家澳大利亚医生学会共同制定的新生儿筛查指南作为其工作技术指导[③]。

第二节　制定残疾报告管理规范的经验借鉴

一、欧盟残疾报告管理规范的经验[④]

管理欧盟现行残疾政策战略的两个主要框架是《联合国残疾人权利公约》和《欧洲残疾人战略 2010—2020》,均要求定期收集与残疾有关的统计数据,以便制定政策以监测这些统计数据的执行情况,并确定和解决残疾人在行使其权利方面面临的障碍,例如健康、社会保障、住房、交通、文化、教育和就业,使这些领域的政策制定可以从关于人口功能状况的可靠数据中受益。

欧盟残疾数据收集的几种调查类型中,残疾并没有固定的定义和衡量方法,很大程度上是基于调查中有关损害、限制和参与障碍问题的数量进行数据的收

---

① 新生儿的筛检测试.http://www.health.wa.gov.au/docreg/education/prevention/genetics/HP2461_newborn_screen_test_chinese.pdf.

② 国外新生儿听力筛查聚焦——以澳大利亚和美国为例.http://www.deafchina.com/news/65.html.

③ 刘晓曦,许侠,薛云.国外新生儿筛查管理模式的比较与借鉴.中国妇幼保健,2009,24(13):1745—1747.

④ Eurostat. Disability Statistics Introduced. https://ec.europa.eu/eurostat/statistics-explained/index.php?title=Disability_statistics_introduced.

集。在广泛的数据收集工作中,例如 2006—2009 年和 2013—2015 年的两次欧洲健康访谈调查(European Health Interview Survey, EHIS)与收入和生活状况年度统计(Statistics on Income and Living Conditions, SILC),只提出了(非常)有限的残疾问题,否则数据收集会负担过重。因此,只能调查残疾的某些方面。在大型调查的专项模块或专项调查中可以从更多的问题中收集更广泛的数据,例如 2011 年劳动力调查(Labour Force Survey, LFS)中关于残疾人就业的特设模块,或者 2012 年欧洲健康和社会融合调查(European Health and Social Integration Survey, EHSIS)中进行的专门调查。因此,可以进行更复杂和完整的残疾测量。

但是欧盟的残疾统计同样也面临一些问题。首先,欧盟残疾统计数据目前是根据住户调查编制的,这些统计数据通常不包括居住在集体住户和机构中的人,因此排除了预计残疾普遍程度可能较高的部分人口。欧盟残疾统计数据面临的另一个问题是对所有年龄段的残疾人的覆盖面较窄,因为大多数住户调查的年龄阈值使得年龄小于 15 或 16 岁的人被排除在外。除了残疾定义的困难之外,2015 年发布的《改善残疾数据和统计:目标和挑战》还提到了数据收集的其他挑战,包括:残疾统计数据往往依赖于残疾人自报,取决于残疾人本身对于残疾严重程度的认识和理解,因此残疾统计数据仅涵盖重大或严重残疾;"残疾"一词的负面含义,使得残疾人不愿报告,因而导致报告不足;残疾和可诊断的医疗条件之间的关系也可能导致问题,例如,假如人们不知道自己的诊断。此外,如果诊断的可获得性与某些社会经济特征或获得卫生服务的机会有关,则医学诊断可能会与收集到的数据产生偏差。

二、美国残疾报告管理规范的经验

在美国,由社会保障总署(U.S. Social Security Administration, SSA)负责向无法工作的残疾人支付残疾福利金。年龄在 18 岁或以上、目前没有收到社会保障福利、由于预计至少持续 12 个月或导致死亡的医疗状况而无法工作的以及在过去的 60 天内未被拒绝领取残疾福利金的成年残疾人,都可以通过填写《成年人残疾检查表》向社会保障局申请残疾福利。在残疾检查表中,包含了个人基本信息、医疗状况信息以及工作的信息。① 这一残疾确定程序的主要过程如下：

在残疾索赔过程中，一般由 SSA 的办事处和残疾确定服务机构（DDS，美国国家机构，由联邦政府全额资助，负责制定医学证据，并根据法律确定申请人是否残疾或失明）网络处理。最初办事处的工作人员通常会通过电话、邮件或在线填表获得残疾福利的申请信息（申请表和相关表格要求描述残疾人的损伤情况、治疗来源以及与所称残疾有关的其他信息）。办事处负责核实申请表中的非医疗信息，包括年龄、就业、婚姻状况或社会保障覆盖状况等，随后交由 DDS 进行残疾评估，评估结果将是 SSA 支付残疾福利金的重要依据。通常，DDS 首先会尝试从申请人自己的医疗来源获取证据。如果该证据不可用或不足以作出残疾评定，DDS 将安排进行咨询检查（CE）或从其他的医疗来源获得所需的额外信息。在完成一系列证据收集后，DDS 中训练有素的工作人员会进行初步残疾评定。② 通常由医疗或心理咨询师和残疾审查员组成的评定小组做出决定，若发现还需要其他的证据，则可以重新要求提供信息；若申请人是需要进行康复的残疾人，DDS 会将案例提交给国家职业康复（VR）机构。③

SSA 对于申请残疾福利的成年人和儿童有不同的残疾评估过程。对于成年人来说，有五个步骤：①申请人目前的工作活动（如果有的话）；②申请人损伤的严重程度；③确定申请人的损伤是否符合或在医学上是否等同于规定要求；④申请人过去从事有关工作的能力；⑤根据年龄、教育程度和工作经验，申请人从事其他工作的能力。对于申请补充保障收入（SSI）的儿童，评估有三个步骤：①该儿童当前的工作活动（如果有的话）；②该儿童损伤的严重程度；③评估该儿童的损伤是否符合或在医学上或功能上是否等同于规定要求。值得注意的是，SSA 对于残疾的确定标准可能与其他政府政策中使用的标准不同，社会保障有关法律将成年人残疾定义为：由于任何可在医学上确定的身体或精神损害而无法

---

① Checklist for Online Adult Disability Application. https：//www.ssa.gov/hlp/radr/10/ovw001-checklist.pdf.

② Social Security Administration［US］. Disability Determination Process. https：//www.ssa.gov/disability/determination.htm.

③ Social Security Administration ［US］. Medical/Professional Relations. https：//www.ssa.gov/disability/professionals/bluebook/general-info.htm.

从事任何实质性的有偿活动(SGA),这种损害可能导致死亡或持续或预期可持续不少于 12 个月;对于儿童来说,未满 18 岁的儿童如果患有可在医学上确定的、导致明显和严重的功能限制的身体或精神障碍或损伤组合,并且可能导致死亡或已经持续或预期可持续不少于 12 个月的情况,将被视为残疾。在残疾评定过程中,卫生专业人员发挥着至关重要的作用:①作为代表患者提供医疗证据的医疗来源;②作为完成咨询检查的来源,提供所需的收费、检查或测试;③在 SSA 的中心办公室或地区办公室,作为 DDS 中审查申请表的全职或兼职医疗或心理顾问;④作为医学专家在行政法官(ALJ)听证会上作证或回应 ALJ 的书面质询。①

三、加拿大残疾报告管理规范的经验

加拿大的残疾数据收集已经开展了 35 年以上,第一次针对残疾问题的调查始于 1981 年。随着残疾概念由医学模式转变为社会模式,对残疾人口问题的认识也不断加深。从 1986 年的 HALS 开始,加拿大统计局开发并使用了两步法进行残疾调查:第一步使用人口普查中包含的一组问题(称为过滤问题)来识别最有可能患有残疾的人,然后选择对这些过滤问题作出积极响应的人的样本;第二步使用了一组较长的问题(称为筛选问题)来确定残疾人群、残疾类型和残疾严重程度。②

制定残疾人筛选问题(the Disability Screening Questions, DSQ)的目标是遵循社会残疾模式,并考虑活动限制,以更好地识别残疾。新的残疾人筛选问题是由加拿大统计局(STC)和残疾领域专家组成的技术咨询小组(TAG)合作开发的,目的是要将残疾人筛选问题应用到现有的各种一般人口调查中,从而能够更直接地将残疾人口与总人口进行比较。该 DSQ 有三个主要发展目标:①筛选问题尽可能多地涵盖基于社会残疾模式下的残疾类型;②筛选问题必须涵盖计算严重程度评分所需的所有信息;③在一般人口调查中,受访者的平均时间要尽可能短,以便进行管理。事实上,DSQ 的发展具有挑战性,因为目标是矛盾的,前两

---

① Social Security Administration [US]. Medical/Professional Relations. https://www.ssa.gov/disability/professionals/bluebook/general-info.htm.

② https://www150.statcan.gc.ca/n1/pub/89-654-x/89-654-x2018003-eng.htm.

个意味着必须收集大量信息,但第三个目标要求将问题的数量保持在最低限度。①

四、澳大利亚残疾报告管理规范的经验

残疾、老龄和照顾者调查(SDAC)是澳大利亚统计局(ABS)中残疾数据的首选来源,因为它提供了最准确的残疾流行率,并且可以与所有其他调查进行比较,因为 SDAC 是所有其他 ABS 残疾测量的基准。2015 年 SDAC 的范围是所有州和地区的城市和农村地区的人,包括居住在私人住宅、自理退休村和提供长期护理住宿的机构中的人,但是不包括生活在偏远地区的人和土著社区中的家庭。该调查共包含 166 个问题,旨在提供有关残疾识别和导致残疾的基本因素的大量、详细的信息,其中又有大量的问题用于确定个人是否受到残疾的限制并且需要帮助,排除了那些不是由于残疾而需要帮助的人。②

在 2016 年,澳大利亚统计局首次使用 2015 年 SDAC 中受访者的子样本进行了第一批补充残疾调查(SDS),这是一项自愿调查,收集 5 岁及以上居住在家庭中的澳大利亚人的有关信息。该补充调查使用了华盛顿小组(WG)简版残疾量表来衡量残疾,该量表旨在提供各国一致和可比的残疾衡量标准。残疾的测量问题集中在视觉、听觉、移动、认知、自我保健和沟通 6 个领域中遇到的与健康相关的困难,以及受访者因健康问题而在这些领域中遇到的困难程度的详细信息(困难的程度分为 4 个等级:没有困难、有些困难、很困难、根本做不到)。基于此,残疾人是那些在很多领域有困难或至少在其中一个领域受限的人,他们在社会和经济参与方面受到限制的风险远大于一般人口,即使使用辅助器具或生活在支持性环境中,也不能明显减轻这种限制。③

---

① Statistics Canada. A New Survey Measure of Disability:the Disability Screening Questions(DSQ). https://www150.statcan.gc.ca/n1/en/pub/89-654-x/89-654-x2016003-eng.pdf? st=uWC5ZZUC.

② Australian Bureau of Statistics. 4431.0.55.002-ABS Sources of Disability Information,2012—2016. http://www.abs.gov.au/AUSSTATS/abs@.nsf/Latestproducts/4431.0.55.002Appendix1202012%20-%202016? opendocument&tabname=Notes&prodno=4431.0.55.002&issue=2012%20-%202016&num=&view=.

③ Australian Bureau of Statistics. 4450.0-Supplementary Disability Survey,2016.http://www.abs.gov.au/ausstats/abs@.nsf/Latestproducts/4450.0Main%20Features12016? opendocument&tabname=Summary&prodno=4450.0&issue=2016&num=&view=.

在一般社会调查(GSS)、收入与住房调查(SIH)、全国健康调查(NHS)、人身安全调查(PSS)等调查中,均使用了简短的残疾人模块来快速识别一个人是否有残疾,并确定其残疾的严重程度。简版的残疾人模块共包含 16 个问题,其中有 14 个问题用于识别残疾人(另有 2 个问题不是真正的问题,而是序列指南,即确定一个人应该接收哪个问题序列的测试):确定是否存在各种健康状况,损伤或限制;决定了该被调查者是否具有核心活动(自我护理,移动和沟通活动)限制以及该限制的严重性如何;需要获得帮助的残疾人;该残疾人是否使用辅助器具完成核心活动任务;是否遇到过教育或就业限制(仅询问年龄小于 65 岁的人)。在简版残疾模块中,由于有关个体健康状况存在的问题允许提供多个响应,因此,确定残疾严重程度的各个条件不能单独被识别,需要多个问题综合起来进行评估。[①]

五、国际残疾报告管理规范对中国的启示

总的来说,国际发达国家和地区在残疾报告与统计的发展过程中,已经形成了相对比较成熟和完备的制度和规范,其中的一些经验值得我们借鉴:

1. 从顶层设计来看,国家应对残疾报告制度工作进行战略性统筹管理,完善残疾报告管理的制度保障

国际上,残疾统计工作几乎都由明确的执行部门承担,如国家人口普查局、统计局或社会保障署等部门,而且分工明确,管理相对规范,有相应的立法保障。然而,在我国,虽然有残疾人教育、就业、保障等相关的法律法规,但是并未有明确关于残疾统计的政策和规定,而且实际涉及残疾统计工作的政府部门较多(如中残联、民政、卫健委、教育等部门),导致残疾统计与报告工作条块分割较为严重,不利于统一的残疾报告工作的开展。因此,我们首先应明确残疾报告工作的责任主体及其职责,建立各执行主体协同工作机制,同时还应完善绩效评估和监督机制,以提高工作效率;另外,还应明晰各执行主体在残疾调查中的统计

---

① Australian Bureau of Statistics. 4431.0.55.002 – ABS Sources of Disability Information, 2012—2016. http://www.abs.gov.au/AUSSTATS/abs@.nsf/Latestproducts/4431.0.55.002Appendix1002012%20-%202016?opendocument&tabname=Notes&prodno=4431.0.55.002&issue=2012%20-%202016&num=&view=.

口径、调查内容与指标界定等信息,参考国际统计通用做法和经验,基于国情形成中国特色的残疾报告体系,便于在工作中形成良好的残疾信息共享机制,减少残疾统计报告的工作成本,同时也能最大限度地扩大残疾报告工作的覆盖面。

2. 通过出台法律法规和政策,形成全国性、常规化的残疾报告管理体系,确保信息统计与报告工作的联动性、连续性与完整性

虽然各国在信息收集过程中均存在一些局限性,比如调查覆盖面较窄以及所获信息的详细程度较低等等,但总的来说,其残疾统计和信息调查的稳定性和连续性较好,值得借鉴。目前各国在残疾信息的收集上,一方面通过在人口普查中设计残疾人问题模块收集残疾人信息,另一方面通过专门的残疾人调查筛选、收集残疾人信息,大部分调查已经常规化,能够定期开展并发布相关信息。目前,我国的人口普查尚未纳入与残疾有关的统计指标;已经开展的两次残疾人抽样调查之间相距近 20 年,最近一次调查也已过去 13 年之久,第三次调查仍遥遥无期;虽然残联每年都会开展全国残疾人数据动态更新项目,但调查数据并未向社会公众发布,也未与其他民政、教育等与残疾统计相关的其他部门的统计数据联动,导致所收集的信息并未发挥最大效用,有些信息被重复收集,反而浪费了大量时间、人力、物力和财力。因此,我们可以借鉴国外经验,通过出台残疾报告相关的法律法规和政策,建立全国范围内的连续、稳定的残疾报告体系,使残疾信息收集和报告工作像人口普查工作一样,形成常规化工作机制;可以根据不同执行部门的工作特点,形成不同主题的残疾调查模块,因此,还要确保各部门之间残疾信息资源公开、共享,提高工作效率,多部门合作以共同实现残疾报告工作的目标。

第三节　国际残疾报告管理规范的相关指南

一、残疾统计相关指南

1. 联合国残疾统计方案

联合国统计司(The United Nations Statistics Division,UNSD)通过其残疾统计方案,负责制定残疾测量的统计方法标准,根据官方统计进行国家数据汇编和

传播,并向各国提供技术援助以加强在残疾统计领域的能力。由统计委员会核准的标准和方法有:《残疾统计信息发展手册:方案和政策》(1996)、《残疾统计发展指南和原则》(2001)、《国际功能,残疾和健康分类》(ICF,2001)。

(1)《残疾统计信息发展手册:方案和政策》[①]

1996年,联合国发布《残疾统计信息发展手册:方案和政策》,该权威手册支持采用更系统的方法来收集和开发与残疾有关的统计信息。它是为方案管理人员和其他与制作和使用统计信息有关的人员编写的,用于实施、监测和评估残疾政策和方案。

(2)编制残疾统计资料的准则和原则[②]

为响应《关于残疾人的世界行动纲领》和《残疾人机会均等标准规则》,2001年联合国出版《残疾统计发展指南和原则》,主要以统计人员为对象,旨在协助国家统计局和其他残疾统计数据的制作者改进残疾数据的收集、汇编和传播。该指南和原则于2002年发行了中文版《编制残疾统计资料的准则和原则》,其中描述了关于残疾定义和分类的国际框架和概念依据,说明了普查、住户调查和行政登记方案中收集残疾统计资料的各种机会及其利弊,详细介绍了规划和组织残疾数据收集的基本步骤以及不同发展程度的国家残疾数据收集的方法。

值得注意的是,这一指南和原则出版时,其范围还局限于《国际损伤残疾和障碍分类》(ICIDH),虽然当时ICF分类已经最后敲定,但准则不可能充分反映在国家数据收集方案中执行ICF分类所需的方法,因此有一定的局限性,但对残疾方案的管理者以及残疾领域的研究人员还是很有帮助的。

(3)《国际功能、残疾和健康分类》[③]

《国际功能、残疾和健康分类》(通常称为ICF),是健康和健康相关领域的分类。2011年5月22日,第五十四届世界卫生大会的所有191个世卫组织会员国正式批准了ICF(WHA 54.21号决议),作为描述和衡量健康和残疾的国际标准。

[①]　United Nations. Manual for the Development of Statistical Information for Disability: Programmes and Policies. https://unstats.un.org/unsd/publications/catalogue? selectID=220.

[②]　联合国.《编制残疾统计资料的准则和原则》.2002.

[③]　WHO. International Classification of Functioning, Disability and Health (ICF). http://www.who.int/classifications/icf/en/.

ICF 通过 WHO 残疾评估计划(WHODAS 2.0)实施,其中 WHODAS 2.0 是通过国际合作方法开发的,目的是开发一种通用工具,用于评估不同文化和环境下的健康状况和残疾。2012 年,在已有的 ICF 的基础上,世界卫生组织拓展了国际儿童和青少年功能、残疾和健康分类(ICF-CY)。为了精简,将两个分类合并为一个,使 ICF 框架更为全面,充分满足整个生命周期各方面的需要。

除了以上三种准则和方法之外,联合国统计司还提供了 1973 年至 1996 年用于识别残疾人的问题、1995 年至 2004 年残疾人口普查问题以及残疾人统计数据的发展等其他技术材料。

2. 欧盟《残疾统计数据》①

欧盟《残疾统计数据》主要介绍了残疾人权利的背景,并概述了各种残疾模式。它讨论了与统计目的有关的衡量残疾的一些问题,并总结了欧盟各种残疾统计数据来源。

在功能和残疾方面,他们认为,基于 ICF 框架提出的方法,可以从多个角度来衡量人们的功能或者残疾:①观察损伤的情况,确定人们的躯体或精神损伤对他们的身体功能或结构产生何种影响;②衡量功能限制,可以通过确定人们能够或不能够做什么活动来实现;③研究社会融合问题以及评估人们的表现,从这个角度,可以衡量参与受限;反过来讲,这些限制可能与残疾有关(例如健康状况受限或活动受限)或与环境和个人因素有关。在欧盟的残疾数据调查中,残疾没有固定的定义,大多取决于统计目的或者在调查中可以询问的有关损伤、受限和参与限制的问题的数量。欧盟的残疾统计数据中各种不同的调查类型如表 2-1 所示。

在 2011 年劳动力调查(LFS)关于残疾人就业的特设模块中,存在基本活动困难的人即被视为残疾人,因为调查只关注了就业(劳动力市场)这一个生活领域;而在欧洲健康和社会融合调查(EHSIS)中,对残疾的定义为"由于长期存在健康问题和/或基本活动限制,导致人们面临参与障碍(在 10 个选定的生活领域中至少存在一个区域的障碍)"。另外,在其他两个数据收集调查(欧洲健康访

---

① Eurostat. Disability Statistics Introduced. https://ec.europa.eu/eurostat/statistics-explained/index.php?title=Disability_statistics_introduced.

谈调查 EHIS、收入与生活条件统计 SILC)中,主要的残疾指标是:长期存在健康问题的人(EHIS 和 SILC);由于(长期)健康问题(EHIS 和 SILC)而导致某些(或严重)活动受限的人;身体和感觉功能(EHIS);日常生活活动的表现(EHIS,仅适用于老年人);日常生活中有辅助器具的活动表现(EHIS,仅适用于老年人)。

表 2-1　欧盟残疾统计数据来源概述

	欧洲健康和社会融合调查(EHSIS)	欧洲健康访谈调查(EHIS)	收入和生活条件统计(SILC)	劳动力调查(LFS)中残疾人就业特设模块
主要主题	《联合国公约》中规定的残疾	健康状况,健康决定因素及卫生保健利用	收入,社会融入及生活状况	就业的残疾人群体
法律基础	无	有	有	有
周期	一次(2012 年)	5 年一次	年度	不固定(2002 年和 2011 年)
由于健康问题导致的日常活动限制	有	有	有	
在完成基本活动方面的困难	有	有		有
在完成个人护理活动方面的困难	有	有(65 岁及以上)		
在完成家庭护理活动方面的困难	有	有(65 岁及以上)		
与健康状况和/或基本活动困难相关的参与受限	有			
由于健康问题和/或基本活动困难导致的工作受限	有			有

数据来源:Disability statistics introduced. https://ec. europa. eu/eurostat/statistics-explained/index.php? title=Disability_statistics_introduced#Background.

（1）欧洲健康和社会融合调查①

欧洲残疾和社会融合模块（EDSIM）最初被设想为欧洲健康访谈调查（EHIS）的其中一个模块。然而，在 EDSIM 被纳入 EHIS 之前，决定扩展该模块并将其作为独立的残疾调查实施，后来即成为欧洲健康和社会融合调查（EHSIS）。该调查采用的是基于 ICF 框架的生物—心理—社会模型的残疾定义，旨在使欧洲成员国在一个统一的基础上提供统计数据并保证数据可比性。其调查对象是居住在该国境内的个人或家庭中的 15 岁及以上年龄的人口。

EHSIS 包括三个模块：社会经济背景；健康部分，用于确定长期健康问题和活动困难；生活中十分重要的 10 个领域（能够使个人成为一个功能齐全的综合性的社会成员），用于衡量社会融合，特别是识别残疾。

社会经济背景包括了必要的人口社会经济因素，如性别、年龄、居住地、出生地、教育、就业、收入等。健康状况包括：①最小欧洲健康模块（The Minimum European Health Module，MEHM），描述了一个人的一般健康状况的自我评估，即自我感知健康、自我报告的长期疾病或长期存在的健康问题和由于健康问题导致的常规活动限制的严重程度等三种不同的健康概念；②基本活动困难，如视听、走路和交流；③日常生活活动，包括个人护理及家庭护理活动两部分，如穿衣、洗澡、照顾自己等；④日常生活中的工具性活动，如准备饭菜、使用电话、购物和做家务。对于各种类型的活动（基本活动、个人护理活动和家庭活动），受访者需要使用以下几个选项评估各项的难易程度：没有困难、有些困难、很困难、根本做不到/无法做到。EHSIS 中，用于评价社会参与的 10 个生活领域包括：移动、交通、建筑物的可及性、教育和培训、就业、互联网使用、社会接触和支持、休闲娱乐、经济生活、态度和行为。在每一个领域中，所有的受访者都会被问及以下三个问题：①在特定领域的参与过程中，是否存在限制参与的障碍以及这些障碍是什么；②是否因为缺乏辅助器具或设备而造成了参与限制；③是否由于缺乏个人帮助或协助而造成了参与限制。因此，根据受访者在各领域的表现，EHSIS

---

① Eurostat. Disability Statistics Background-European Health and Social Integration Survey. https://ec.europa.eu/eurostat/statistics-explained/index.php? title = Disability_statistics_background_-_European_health_and _social_integration_survey#Main_features.

将残疾人定义为:在 10 个生活领域中有任何 1 个(即至少 1 个)领域在参与上面临障碍的人,其中,这些障碍与长期健康问题和/或基本活动限制相关。换句话说,将任何生活领域中长期存在的健康问题和/或基本活动限制视为障碍的人,被归类为残疾人。

残疾的严重程度通过将受访者遇到的与长期健康问题和/或基本活动限制相关的障碍的生活领域的数量相加来计算。为便于数据的呈现,将面临残疾障碍人群的残疾严重程度划分为 3 个:1 个生活领域,2 个或 3 个生活领域,以及 4 个或更多生活领域。

(2)欧洲劳动力调查

欧洲劳动力调查(LFS)通过一系列个人访谈和相关问题获取劳动力市场的信息,该调查覆盖了居住在该国境内的全体私人住宅中的年龄在 15 到 64 岁之间的公民,但不包括居住在集体户,如宿舍、机构和医院中的人。[①]

该调查包含 LFS 的主要指标(每季度更新一次)、详细的季度和年度调查结果、特定主题和特设模块。自 1999 年以来,EU-LFS 每年都有不同的 EU-LFS 特设模块,目的是通过每年增加一组变量来补充核心 EU-LFS,为用户提供有关劳动力市场的特定主题的统计数据。[②] 其中,在 2002 年和 2011 年均特设了有关残疾人就业的模块。2002 年的特设模块调查经验表明,仅使用单一的长期存在的健康和残疾问题来识别残疾人群是非常低效的,这大大降低了各国之间的可比性,因此详细列举基本活动和健康状况中的问题(即单独列出疾病和基本活动)是很有必要的。[③]

在 2011 年关于残疾人就业的特设模块中,对 2002 年调查中存在的问题进行了纠正,该模块中的变量主要包括以下四个主题:①健康问题和基本活动的限制(如视力、听力和行走困难等);②由于健康问题/基本活动困难而造成的工作

---

① Eurostat. Glossary:Labour force survey (LFS). https://ec. europa. eu/eurostat/statistics-explained/index.php? title = Glossary:Labour_force_survey_(LFS).

② Eurostat. EU Labour Force Survey—Data and Publication. https://ec. europa. eu/eurostat/statistics-explained/index.php? title = EU_labour_force_survey_%E2%80%93_data_and_publication#Data_for_researchers.

③ 2011 Labour Force Survey Ad Hoc Module On Employment of Disabled People. https://ec. europa. eu/eurostat/documents/1978984/6037334/Explanatory-notes-AHM-2011.pdf.

限制(如对工作时长、类型、出勤等方面的影响);③在基本活动中,有健康问题/困难的人需要或使用的特殊帮助;④由于其他原因(如家庭/照顾责任、资历/经验不足等)而造成工作上的限制。该模块的目的主要是提供有关残疾人劳动力市场的信息,其目的并不在于衡量人群中残疾的普遍程度。① 在2011年劳动力调查中,尽管设计初衷是想要采用ICF框架中残疾的概念,但由于调查目的及变量数量的限制,残疾人就业特设模块中对残疾的定义更加偏向于医学上的残疾概念。

(3)欧洲健康访谈调查(EHIS wave 2)方法手册②

欧洲健康访谈调查(EHIS)(2013年版)是一项一般人口调查,涵盖了健康状况(包括活动限制)、健康决定因素(生活方式)及卫生保健服务(获取和使用的限制)三大主题,旨在统一衡量欧盟成员国的健康状况(包括残疾)、健康决定因素(包括环境)以及欧盟公民在获得卫生保健服务方面的使用和限制,并使其在成员国之间具有高度可比性。因此,根据手册中描述的规则和建议进行调查,对于确保欧洲统一和高质量的健康数据至关重要。在该方法手册中,第一部分包括概念指南、模型问题以及翻译和访谈说明,第二部分涉及统计调查指南。

在该调查中,健康状况变量包括健康状况和健康相关活动限制的不同维度:①一般健康状况即最小欧洲健康模块(自我感知健康、功能和活动限制、自我报告的慢性病);②特异性疾病发病状况;③意外事故和伤害;④因健康问题导致工作缺勤;⑤身体和感官功能限制;⑥个人护理活动/日常生活活动(如饮食和洗澡)及其是否接受/需要帮助;⑦家庭活动/日常生活中的工具性活动(如准备饭菜和购物)及其是否接受/需要帮助;⑧疼痛;⑨精神健康(主要为抑郁症状)。健康决定因素包括各种个人和环境健康决定因素:①身高和体重;②身体活动/运动;③食用水果和蔬菜;④烟草消费;⑤酒精饮用;⑥社会支持;⑦提供非正式护理或帮助。卫生保健服务涉及不同类型药物的使用以及正式和非正式的卫生和社会护理服务,辅以与卫生相关的支出数据,以及获得和满意卫生保健服务的

① 2011 Labour Force Survey Ad Hoc Module On Employment of Disabled People. https://ec.europa.eu/eurostat/documents/1978984/6037334/Explanatory-notes-AHM-2011.pdf.

② Eurostat. European Health Interview Survey (EHIS wave 2)-Methodological Manual-2013 Edition. https://ec.europa.eu/eurostat/en/web/products-manuals-and-guidelines/-/KS-RA-13-018.

限制,主要包括:①住院(住院和日托服务);②门诊和家庭护理(如咨询医生和牙医,访问特定的健康专业人员如物理治疗师或心理学家,使用家庭护理和家庭帮助服务);③使用药物(包括处方药和非处方药);④医疗保健预防措施(如流感疫苗接种,乳房检查,宫颈涂片检查和血液检查);⑤未满足的医疗保健需求。

由于该调查是针对居住在该国境内私人家庭的 15 周岁及以上年龄人口的大型调查,因此有关残疾的问题十分有限,在功能和活动限制领域,仅包含了身体和感官功能的限制、个人护理活动中的困难以及家庭活动中的困难三部分内容。其中,在身体和感官功能的限制方面,根据严重程度采用"无、中度、重度(包括完全不能)"的模式,该指标是指基于视觉、听觉和行走报告的最严重的限制;个人护理活动方面的困难(调查对象为 65 岁及以上人口)是根据他们在进行任何形式的个人护理活动(包括吃饭、上下床或坐下起来、穿脱衣服、上厕所、洗澡或淋浴)时,在没有任何帮助的情况下所面临的困难程度而定,用于活动限制水平的方式是"中等,严重,有限(中等+严重),无";家庭活动方面的困难(调查对象为 65 岁及以上人口)是根据他们在进行任何形式的家庭活动(包括做饭、使用电话、购物、药物管理、少量家务、偶尔繁重家务、打理财务和日常事务)时,在没有任何帮助的情况下所面临的困难程度而定,用于活动限制水平的方式是"中等,严重,有限(中等+严重),无"。①

(4)收入与生活条件统计调查②

收入和生活条件统计调查(EU-SILC),于 2003 年启动,是一项针对居住在国境内的私人家庭中的 16 周岁及以上年龄人口的一般调查,由于统计数据涵盖了收入、贫困、社会排斥、住房、劳工、教育和健康等各个方面,覆盖范围广,为减轻统计工作压力,在该调查中也只在健康模块中涉及残疾的一小部分内容。

在 SILC 中,信息主要来自于访谈或登记(即行政来源)。对于访谈,有四种不同的方式来收集数据:计算机辅助个人访谈(最常用);纸质辅助个人访谈;计

---

① Eurostat. European Health Interview Survey (EHIS). https://ec.europa.eu/eurostat/cache/metadata/en/hlth_det_esms.htm.

② Eurostat. Health Variables in SILC-Methodology. https://ec.europa.eu/eurostat/cache/metadata/en/hlth_silc_01_esms.htm.

算机辅助电话访谈(主要用于从登记册中提取收入数据的国家);自我管理的问卷。但健康变量仅通过访谈收集,因为行政来源的信息无法提供这些变量。

健康模块主要由三个关于健康状况的变量和四个未满足的医疗保健需求的变量组成。健康状况变量即前文中提到的最小欧洲健康模块,包括测量自我感知的健康、慢性病(长期患有疾病或存在健康问题的人)以及活动限制(即残疾)3种不同的健康概念。其中,用于识别残疾的活动限制是指由于健康问题,在日常活动中能够自我感知的长期限制,这一概念通常通过一个关于因一个或多个健康问题而活动受限的问题来调查,而且这种受限在访谈之前至少应持续6个月。该问题的回答分为三类:严重受限、存在受限但不严重、完全没有受限。

3. 加拿大残疾人调查:概念和方法指南[①]

(1) 指南简介

2017年加拿大残疾人调查(CSD)是一项由加拿大统计局与就业和社会发展部合作开发的、针对15岁及以上加拿大人的全国性调查,由于长期病症或与健康有关的问题,他们的日常活动受到限制。

基于残疾的社会模式(社会模式的前提是,残疾是一个人的功能限制与环境障碍之间相互作用的结果,包括社会和物理障碍,使得日常工作变得更加困难),CSD提供了一系列不同残疾类型的数据,重点关注了与听力、视力、移动、灵活性、敏捷性、疼痛、学习、精神健康、记忆和发育障碍相关的活动限制,还测量了不同的残疾严重程度。残疾人调查的内容包含了辅助器具、被调查者接受或需要的日常帮助、使用各种疗法和社会服务支持、教育和就业经历、收入、劳动力市场参与和劳动力歧视、互联网使用、获得政府服务等方面的信息,2017年CSD还首次调查了加拿大武装部队退伍军人的数据。

该概念和方法指南包含了调查的背景和目标,概述了2017年CSD,并讨论了调查的内容,涵盖了调查方法的重要方面,从抽样设计到数据收集和处理以及最终数据文件的创建,还向公众提供了更广泛的2017年调查资料,包括CSD数据表、信息图、分析文章、短标语视频和参考资料。指南的主要目的在于协助

---

① Statistics Canada. Canadian Survey on Disability, 2017: Concepts and Methods Guide. https://www150.statcan.gc.ca/n1/pub/89-654-x/89-654-x2018001-eng.htm.

CSD 数据使用者,为其介绍调查中使用的概念和问题,以及调查设计、数据收集和数据处理的技术细节。该指南还提供了有关如何使用和解释调查结果的有用信息,它对数据质量的讨论还允许用户回顾数据的优势和局限性,以满足他们的特定需求。

(2)残疾有关问题的界定

2017 年 CSD 采用了新版残疾人筛选问题(DSQ)进行残疾的衡量和估计。DSQ 涉及了一系列严谨的问题,用于识别残疾受访者,确定了 10 种不同的残疾类型,并允许计算每种残疾类型的严重性得分,以及总体严重程度得分。

计算残疾率

DSQ 构成了计算 15 岁及以上加拿大人群残疾率的基础。2017 年 CSD 的主要目标之一是要在加拿大成年人中计算残疾率,例如按省份和地区计算,或按年龄计算。残疾率的计算公式如下:[残疾人士/(残疾人士+无残疾人士)]×100%。根据公式,CSD 的方法不仅要求确定残疾人群,还要估计无残疾人口。为了得到相应的统计数据,CSD 从 2016 年人口普查数据中抽取了两个不同的样本人口:①在人口普查中,那些通过日常生活活动的问题被筛选出来的(称为 YES 样本),并将在 CSD 中通过 DSQ 确定他们是否残疾的人;②在人口普查中,通过日常生活活动问题被过滤掉(称为 NO 样本),并被自动视为无残疾的人。在该指南中,对这一方法也进行了详细的阐述。

残疾类型

DSQ 所包含的 10 种类型的残疾可以分为四大类:感觉(视力、听力);躯体(移动、灵活、敏捷、疼痛);认知(学习、发展、记忆);与精神健康有关(精神健康相关),以及第 11 个选项"未知"。对于这 10 种残疾类型中的任何一种,DSQ 中至少有一个关于其相应难度级别的问题("没有困难""有些困难""很困难"或"不能做")以及一个关于日常生活限制频率的问题("从不""很少""有时""经常"或"总是")。为了满足特定残疾类型的定义,日常活动中相应限制的频率必须是"有时""经常"或"总是",或者对于报告"很少"限制的人,其困难程度必须为"很困难"或"不能做"。值得注意的是,DSQ 中并不包含"沟通"残疾。在定性访谈期间,同样对识别沟通残疾的问题进行了测试,然而 DSQ 并没有按预期计划发挥作用,主要是由于沟通的性质不断变化,特别是社交媒体和技术的重要性和使用率日益增加。但是,有沟通残疾的受访者可能会报告其他健康问题,或长期病情已持续或预计持续 6 个月或更长时间。

残疾严重程度

在残疾严重程度的测量方面,CSD 主要基于残疾的社会模型,计算了严重性得分以及严重等级。除了考虑到一个人在功能上的困难之外,还考虑了他们对这些困难影响他们日常活动的主观评价。

对于每一种残疾类型(对于"未知"类型的残疾也同样适用),均使用一种评分网格分配评分,该评分网格同时考虑了难度的级别("没有困难""有些困难""很困难"或"不能做")以及活动限制的频率("从不""很少""有时""经常"或"总是")。如果一个人没有特定的残疾类型,则为该残疾类型的分数分配零值;在确定了特定残疾类型的情况下,该残疾类型的分数随着难度级别和限制频率的增加而增加。然后,基于所有残疾类型计算的分数导出总体严重性得分。通过取 10 种残疾类型的得分的平均值来计算一个人的总严重性得分(即将 10 个得分相加并除以 10)。因此,一个人的残疾类型越多,其总体得分就越高。

为了使每种残疾类型的严重性得分更易于使用,对每种残疾类型的严重等级进行了划分。对于 10 种残疾中每一种残疾类型的分数,严重等级分为 1(不太严重的残疾)和 2(更严重的残疾);对于将 10 种残疾类型都考虑在内的总体严重性得分,严重等级分为 4 级(1 = 轻度残疾,2 = 中度残疾,3 = 严重残疾,4 = 非常严重的残疾);对于没有报告残疾但报告了另一种健康问题或状况(也就是"未知"类型)的情况,总体严重性得分等于"未知"类型的得分除以 10。值得注意的是,CSD 中对残疾的严重等级的理解与中国的残疾等级含义不同,仅仅是为了方便使用,不能作为该残疾人的残疾程度的代表标签或者判断依据。四个级别的严重性等级排序应是:1 级残疾人的残疾程度低于 2 级,以此类推,2 级低于 3 级,3 级低于 4 级。

有关具体的获得严重性得分及严重等级的方法信息,在指南的附录 C 中也进行了相应介绍,此处不再详细阐述。

4. 美国社区调查的残疾统计指南①

（1）指南简介

美国社区调查（ACS）是由美国人口普查局（U.S. Census Bureau）进行的一项具有全国代表性的调查,它的发展始于 20 世纪 90 年代。它是一个很有价值的残疾信息来源,提供了大量基于人群的信息,这些信息可以以无数种方式使用,从确定需要服务的潜在人群和地区,到提供基线测量以便与其他研究进行比较。

ACS 对于监测残疾人的进展情况是非常宝贵的,是国家努力实现残疾人充分参与、独立生活和经济自给自足目标的重要组成部分。自 2006 年起,ACS 包括了居住在团体宿舍（group quarters, GQ）的人口样本。团体宿舍包括大学宿舍、住宿治疗中心、技术护理设施、集体宿舍、军营、惩教设施、职工宿舍等,GQ 的几种类型容纳了大量残疾人。ACS 可以允许用户跟踪残疾人群的变化,以便更好地针对人群提供服务,更有效地管理公共和私人资助的残疾项目,并评估新的项目。

美国社区调查的残疾统计指南侧重于 ACS 中所包含的与残疾有关的信息。ACS 是一项年度调查,旨在提供有关人口、社会、经济和住房特征的国家、州和地方层面的数据,以及有关居住在制度化和非制度化"集体区"（GQ）的人口的详细信息。它包括了六个用于识别残疾人的问题,以及两个侧重于识别与服务有关的残疾退伍军人的问题,对于康复研究人员、决策者、残疾服务提供者和倡导关爱残疾人的组织都大有益处。

（2）残疾相关问题的界定

在 ACS 中,识别残疾人的六个问题分别是:①听力困难（所有年龄的人群回答）——Q17a.这个人是聋人还是他/她在听力上有严重的困难？②视力困难（所有年龄的人群回答）——Q17b.这个人是盲人还是他/她即使戴了眼镜,在看东西的时候仍有严重的困难？③认知困难（5 岁及以上人群回答）——Q18a.由于身体、精神或情绪的状况,这个人是否难以集中精力、记忆力或者难以做出决

---

① Erickson W. A Guide to Disability Statistics from the American Community Survey (2008 Forward). 2012.

定？④行动困难(5 岁及以上人群回答)——Q18b.这个人是否在走路或者爬楼梯时有严重的困难？⑤自我照料困难(5 岁及以上人群回答)——Q18c.这个人是否在穿衣或洗澡时有困难？⑥独立生活困难(15 岁及以上人群回答)——Q19.由于身体、精神或情绪的状况,这个人难以独立做事情,比如去看医生或者购物？在上述六个问题中,如果一个人对其中的一个或多个回答了"是",那么此人即被归类为残疾。

另外,两个与残疾退伍军人有关的问题分别是:退伍军人服务相关残疾等级(所有退伍军人回答)——这个人是否有退伍军人服务相关的残疾等级？(复选框:是/否);退伍军人服务相关残疾等级(有残疾等级的退伍军人回答)——这个人与退伍军人服务相关的残疾等级是多少？0%,10%或 20%,30%或 40%,50%或 60%,70%至 100%,没有报告。

（3）局限性

但 ACS 也有一些局限性。首先,ACS 被限制在六个基本问题上,不能识别其他常见的损伤和残疾类型,包括精神疾病和上半身损伤,如背部残疾。这些问题也不能确定具体的健康状况(例如癌症、瘫痪或艾滋病病毒/艾滋病)或残疾的原因。其次,ACS 的定义并没有明确地包括可能导致残疾的社会和环境因素,例如歧视和缺乏合理的住宿。第三,虽然 ACS 的样本中确实包含了 GQ,但是样本较小,而且公开的 ACS 数据并没有提供关于 GQ 类型的信息。例如,无法将教养设施的人口与疗养院的人口区分开来,从而限制了这一信息的有用性。最后,由于残疾问题设计(2003 年和 2008 年)和抽样(2005 年)的变化,除了在特定的短时间内使用,随着时间的推移,对残疾的测量是有问题的。

5. 澳大利亚残疾、老龄化和照护者调查:2009 年用户指南[①]

（1）指南简介

澳大利亚残疾、老龄化和照顾者调查(SDAC)是一项根据 1905 年的《人口普查和统计法》,由澳大利亚统计局组织进行的综合性、全国性的调查,收集了有关残疾人、老年人和为老年人与残疾人提供帮助的人三个目标人群的信息,调

---

① Disability, Ageing and Carers, Australia：User Guide 2009. http://www.ausstats.abs.gov.au/ausstats/subscriber.nsf/0/E01AA04B925A1E0DCA2578B100186453/ $ File/4431055001_2009.pdf.

查还收集了不在目标人群中的人口的少量信息。自 1981 年开始发布关于残疾的调查后,2009 年 SDAC 是澳大利亚进行的第六次全国调查。该用户指南详细介绍了 2009 年调查的目的和内容,数据收集的概念、方法和过程,以及估计的推导。

为了全面了解澳大利亚残疾人的情况,考虑到在家庭无法满足护理需求的情况下,人们可能会搬到疗养院等机构,因此,2009 年的调查不仅包含了居住在私人家庭中的残疾人口,还覆盖到居住在医院、疗养院等照护住所的残疾人的信息,两种居住类型的残疾人分别使用不同的方法收集和处理数据。残疾人群所涉及的方面主要是有关其长期健康状况,需要和接受帮助,使用辅助器具和设备(如轮椅和助听器)以及参与社区活动的信息;关于老年人口(60 岁及以上的老人)的内容主要是有关他们需要、获得帮助和参与社区活动的信息;对于照护者来说,主要是关于他们提供的护理类型,他们可以获得的支持,护理者的特征以及护理角色对他们生活的一些影响的信息。

调查中的家庭部分旨在从某一应答的成年人那里,收集有关该家庭中所有人的基本资料——年龄、性别、婚姻状况、出生地,以及识别到残疾或长期健康状况的人和可能的初级照料者的资料,然后对老年人、残疾人和长期健康状况的人进行了个人访谈,是由经过培训的访谈者进行收集的。从调查的家庭部分收集的数据中,有一部分是关于住在疗养院等照护机构的人的信息,使用的是由该机构的一名工作人员填写的回邮表格,这些信息确定了残疾状况和所需要的帮助情况。被问及的问题与调查中家庭部分的问题类似,但在一些情况下作了小的修改,使其与照护机构的设施有关。

(2)残疾相关问题的界定

在该调查中,与残疾有关的主要内容有:残疾、长期健康状况、特定的受限或限制、核心活动的限制以及限制程度、需要帮助。在 SDAC 中,有多达 150 个问题被用来确定一个人是否受到残疾的限制以及是否需要帮助。

残疾。残疾的概念主要是基于 ICF 框架进行定义的,即:如果一个人有活动受限、限制或障碍,并且这种障碍已持续或可能持续至少六个月,并限制了日常活动,那么他就是残疾人。

长期健康状况。长期健康状况是指持续或可能持续六个月或更长时间的疾病或病症,这也包括因意外或受伤而导致的持续至少六个月的病症;有些人可以归类为长期健康状况并且导致了残疾,还有一部分人在日常活动中不受损伤或者疾病的限制,即存在长期健康状况但没有残疾。

特定的受限或限制。如果人们需要协助、有困难或需要使用辅助工具或设备来完成与核心活动有关的选定任务(自我护理、行动和沟通),则被确定为存在特定的受限或限制,或者由于他们的状况而限制了上学或就业(在1998年调查之前,这一群体被称为"残障")。

核心活动的限制以及限制程度。限制的程度分为四个级别,分别是极重度、重度、中度和轻度,是根据一个人在完成与自我护理、行动和沟通等核心活动相关的任何任务时,是否需要帮助、有困难或使用辅助器具或设备决定的。一个人的核心活动限制的总体水平取决于他们在这些活动中的最高限制的水平。

需要帮助。协助是指在日常生活中常见的活动,如洗澡或穿衣、四处走动、做家务和园艺、使用交通工具等方面需要帮助或监督。需要帮助的原因必须是因为此人是残疾人、由于某些健康状况或是老年人。例如,在人们不会做饭或开车时,假如是因为他们从来没有学过这些技能,他们就不包括在需要帮助的范围内。需要包括但不限于未满足的需要。

2009年SDAC的成功主要取决于社区的高度合作,否则要得到澳大利亚统计局(ABS)公布的残疾、老龄化、护理人员和其他统计数据的范围是不可能的。

二、新生儿及孕产妇筛查制度相关指南

1. 英国:NHS新生儿听力筛查计划①

英国的新生儿听力筛查计划(2016至2017年标准)由英格兰公共卫生部(PHE, Public Health England,是属于英国卫生部的一个自主运作的执行机构)领导实施。英国国家筛查委员会负责制定筛查政策,它建议对英格兰所有符合条件的新生婴儿进行筛查,以确定那些患有双侧中度或更严重的永久性听力障

① NHS Newborn Hearing Screening Programme Standards 2016 to 2017. https://assets.publishing.service.gov.uk/government/uploads/system/uploads/attachment_data/file/685452/NHSP_Standards_2016_-_17.pdf.

碍(PCHI)的婴儿。NHSP 旨在确保在整个英格兰的新生儿都有平等的和有质量保证的筛查机会,并为家庭提供高质量的信息,以便家长们能够在新生儿听力筛查方面做出明智的选择。

筛查确定了可能患疾病或病症风险增加的健康人群,能够进行早期治疗或做出更明智的决策。NHSP 有 5 条标准:

(1)确定人群和覆盖率。这一标准是为了确保所有符合要求的婴儿的父母都接受筛查,并且每个婴儿(被接受的婴儿)都有一个完整的筛查结果。判别标准为,在矫正年龄 4 周(医院计划—健康婴儿,新生儿重症监护病房婴儿)或矫正年龄 5 周(社区计划—健康婴儿)完成筛选过程的符合新生儿听力筛查要求的婴儿比例。按规定,可接受的阈值(指预期计划所能达到的最低表现水平)应≥97.0%,可实现的阈值(即计划以最佳方式运行的程度)应≥99.5%。

(2)测试表现:自动耳声发射 1(AOAE1)的转诊率(健康婴儿)。这一标准是用来监控筛查测试的表现并将伤害降至最低。判定标准即为测试中的表现。这是一项负向标准,百分比越低越好。按照要求,医院项目中的可接受的阈值应≤30.0%、可完成的阈值应≤25.0%,社区项目分别为≤15.0%、≤13.5%(阈值的变化反映了社区计划通常在较晚的年龄筛查婴儿,因此通过率较高)。

(3)测试表现:诊断性听力评估的转诊率。这一标准用以监测在筛查的最终结果中,筛查测试的表现,使伤害最小化。判定标准即为测试中的表现。该标准同样是一项负向标准,百分比越低越好。按照标准,医院项目中的可接受的阈值应≤3.0%、可完成的阈值≤2.5%,社区项目分别为≤1.6%、≤1.3%(阈值的变化反映了社区计划通常在较晚的年龄筛查婴儿,因此通过率较高)。

(4)干预:从筛查结果到提供诊断性听力评估预约的时间。这一标准是为确保在一只或两只耳朵或其他结果中都没有明确反应,但需要立即转诊进行听力评估的婴儿,能够及时转诊进行诊断性听力学评估。判定标准为,在一只或两只耳朵或其他结果中没有明确反应,需要立即转诊进行听力评估,并在符合规定的时间内接收到听力评估预约的婴儿比例。根据标准,可接受的阈值应≥97.0%,可完成的阈值应≥99.0%。

(5)干预:从筛查结果到按预约进行听力评估的时间。这一标准同样是为确保在一只或两只耳朵或其他结果中都没有明确反应但需要立即转诊进行听力评估的婴儿，能够及时转诊进行诊断性听力学评估。判定标准为，在一只或两只耳朵或其他结果中没有明确反应，需要立即转诊进行听力评估，并在规定时间内接收到听力评估的婴儿比例。根据要求，可接受的阈值应≥90.0%，可完成的阈值应≥95.0%。

该标准是基于评估整个路径的10个主题：①确定人口（准确识别需要进行筛查的人群）；②通知（在筛查路径中做到知情选择的最大化）；③覆盖/接受（最大限度地提高被通知的符合要求的人群以及希望参与筛查计划的群体的数量）；④测试（使筛查测试的准确性最大化，从初始样本或检查到报告筛查结果）；⑤诊断（最大限度地提高诊断测试的准确性）；⑥干预/治疗（促进对有意愿参与的人的高质量和及时的干预）；⑦结局（在符合条件的人群中，优化个人和群体健康结局）；⑧尽量减少危害（尽量减少筛查人群和总人群中的潜在危害）；⑨工作人员：教育和培训（确保筛查路径由经过培训且技术熟练的工作人员提供，并具有按服务规范提供筛查服务的能力）；⑩任命/管理（确保筛查计划的有效任命和管理）。

2. 美国：妊娠风险评估监测系统①

美国现行的妊娠风险评估监测系统（Pregnancy Risk Assessment Monitoring System，PRAMS），开发于1987年，是一项由美国州卫生部门和疾病预防控制中心（CDC）生殖健康部门联合管理的监测调查项目，主要是在怀孕前、怀孕后不久以及怀孕期间，收集有关孕产妇行为、态度和经历的全国人口数据。这一数据在公共卫生领域的影响，是其他数据来源无法提供的，可用于识别处于高健康风险状态下的妇女和婴儿群体，监测健康状况的变化，并衡量母亲和婴儿健康指标改善的进展情况。研究人员可以使用PRAMS数据调查生殖健康领域的新问题，并由州和地方政府计划和审查旨在减少母亲和婴儿健康问题的规划和政策。目前，PRAMS大约覆盖了全美国83%的婴儿。

PRAMS调查问卷分为两部分，包括所有州都提出的核心问题以及由CDC

① Centers for Disease Control and Prevention. PRAMS. https://www.cdc.gov/prams/index.htm.

开发或者各州自行制定的标准问题。因此,每个州的调查问卷都是独一无二的。问卷的核心部分包括以下问题:①关于最近怀孕的态度和感受;②孕前关怀;③产前护理的内容;④医疗补助和妇女、婴儿和儿童参与;⑤哺乳;⑥吸烟和饮酒;⑦健康保险;⑧身体虐待;⑨婴儿保健;⑩避孕用具。另外,各州还可以制定一些简短的问题对调查进行补充,这些问题可以用于在短时间内快速收集有关新兴社会问题的主题数据。①

在 PRAMS 系统中,如果一个孕妇最近会分娩,那么她的姓名可能通过各州的出生证明登记处被随机选中。如果该孕妇被选中,将通过邮件收到调查问卷,回答将会被严格保密。② 在每个参与 PRAMS 的司法管辖区,均使用出生证明记录来选择生育活产婴儿的妇女的代表样本。每年各州的样本规模大约为 1 000 名至 3 000 名妇女。各州会根据公共卫生领域所关心的问题对样本进行分层,如母亲年龄、种族/民族、居住的地理区域和婴儿出生体重。③

PRAMS 监测系统的一个优点在于其数据收集程序和工具是标准化的,这种标准化方法允许数据在各州之间进行比较,并且是用于一个州或多个州数据分析的最佳选择。但每个州也有根据调查需要修改某些部分的权力。基于 Dillman 等人④研究设计的方法(该方法结合了许多为增强响应而开发的技术),PRAMS 结合了两种数据收集模式:邮件和电话。时间安排如下:①事前邮件。这封信向母亲介绍了 PRAMS,并告知她将会有调查问卷给她。②第一封问卷邮件。在事前邮件发送后 3 至 7 天,会将该问卷发送给样本中所有的母亲。③备忘录。备忘录是用来表示感谢和提醒的。它会在发出第一封问卷邮件后 7 到 10 天发送。④第二封问卷邮件。若在发送备忘录 7 到 14 天后,仍未收到母亲的回复,将会向未回复的母亲发送第二封问卷邮件。⑤第三封问卷邮件。在发

① Centers for Disease Control and Prevention. PRAMS Questionnaires. https://www.cdc.gov/prams/questionnaire.htm.

② Centers for Disease Control and Prevention. About PRAMS. https://www.cdc.gov/prams/about/prams-faq.htm.

③ Shulman HB, D'Angelo Denise V, Leslie H, Smith RA, Lee W. The Pregnancy Riskassessment Monitoring System (prams): Overview of Dsign and Methodology. American Journal of Public Health, 2018, e1-e9.

④ Dillman DA, Smyth JD, Christian LM. Internet, Phone, Mail and Mixed-Mode Surveys: The Tailored Design Method. 4th ed. New York, NY: John Wiley and Sons, 2014.

送第二份调查问卷后 7 至 14 天,会将第三封问卷邮件发送给所有剩余的未答复者。⑥电话随访。在最后一份问卷发出后 7 至 14 天内,所有未回复邮件的母亲均会收到电话跟进。从发出事前邮件到电话随访结束的数据收集周期约为 60 到 95 天,这些邮件都是定时发送的,以确保所有的母亲都能收到。此外,所有参与 PRAMS 的州都采取了不同的激励措施,给予受访母亲一定的参与奖励。①

据估计,美国有超过 100 万育龄妇女患有残疾。美国国立卫生研究院(National Institutes of Health, NIH)将为在美国分娩的残疾妇女信息的收集工作提供一定的资助,以作为妊娠风险评估监测系统的补充。隶属于 NIH 国家儿童健康与人类发展研究所(NICHD)的国家医学康复研究中心(NCMRR)正努力将残疾妇女的数据纳入其中,这将会为残疾对怀孕、孕产妇和儿童健康的影响提供重要信息。它将提供 150 万美元,将残疾调查作为 PRAMS 调查问卷的补充,作为 22 个州数据收集的一部分,并协助进行 12 个月的数据收集。该调查将包括六个关于功能的问题,例如视觉、听觉、步行和自我保健。补充残疾调查在 2019 年 1 月在 22 个州开始实施。②

---

① https://www.cdc.gov/prams/methodology.htm.

② Office of Communications. NIH to Fund National Data Collection on New Mothers With Disabilities. https://www.nih.gov/news-events/news-releases/nih-fund-national-data-collection-new-mothers-disabilities.

第三章　残疾报告制度的概念和内涵

第一节　残疾报告制度的概念

对于残疾报告制度概念的界定,我们并没有以往成熟模式的参考,但对历年来涉及残疾报告制度政策文件进行梳理可以帮助我们形成残疾报告制度的概念。

"残疾报告制度"这一概念最早出现在 2008 年发布的《中共中央、国务院关于促进残疾人事业发展的意见》,意见中提出:"制定国家残疾标准,建立残疾报告制度,加强信息收集、监测和研究"①,这部分内容出现在"加强残疾人医疗康复和残疾预防工作"部分,可见残疾报告制度是残疾预防工作中的一部分,制度的建立将有助于残疾相关的信息收集、残疾发生发展情况的监测与残疾数据的科研利用,需要以明确的国家残疾标准作为制度实施的基础。

2011 年我国发布并实施《残疾人残疾分类和分级》标准后,残疾报告制度便具有了实施的基础。同年 5 月份,国务院转批的《残疾人事业"十二五"发展纲要》中提到:"执行残疾人残疾分类分级国家标准,实施残疾报告制度。加强信息收集,建立残疾预防的综合信息网络平台和数据库,开展致残因素监控和残疾

---

① 中共中央、国务院关于促进残疾人事业发展的意见. http://www.gov.cn/jrzg/2008-04/23/content_952483.htm.

预防对策研究。"①作为残疾预防中政策措施的一部分,纲要的内容与2008年意见中的内容相近,为残疾报告制度对于残疾预防工作的重要性进行了更为详细的介绍,即"建立残疾预防的综合信息网络平台和数据库,开展致残因素监控和残疾预防对策研究"。

2015年,国务院公布了《关于加快推进残疾人小康进程的意见》,在着力提升残疾人基本公共服务水平中的"强化残疾预防、康复等服务"部分中提到:"逐步建立残疾报告制度,推动卫生计生部门与残联信息共享"②。该意见继续强调了残疾报告制度作为残疾预防工作的一部分,在信息利用的方面新加入了信息的共享。随着对于健康的理解不断深入,疾病与残疾都可以看作是健康的状态,相比于卫生计生部门所记录的疾病监测、死亡监测数据,我国有关残疾的数据在广度和深度上都较为薄弱,通过残疾报告制度加强数据收集从而丰富残疾相关的数据,通过数据共享、整合创造出更大的现实意义和理论价值。

《"十三五"加快残疾人小康进程规划纲要》于2016年由国务院发布,纲要中提到:"推动建立完善筛查、诊断、随报、评估一体化的残疾监测网络,形成统一的残疾报告制度"③,同样作为残疾人基本公共卫生服务中残疾预防工作的一部分,残疾监测网络应当是残疾报告制度的支持系统,残疾报告制度是残疾监测网络更高水平的发展。随后,在《国家残疾预防行动计划(2016—2020年)》中提出,"推进残疾预防综合试验区试点,加强对残疾预防基础信息的收集、分析和研究,建立统一的残疾报告制度,利用互联网、物联网等信息技术,提升残疾预防大数据利用能力,及时掌握残疾发生的特点特征和变化趋势,有针对性地采取应对措施"④。作为残疾预防行动计划的保障措施中的"加强科学研究,实施重点监测"部分,强调了通过残疾报告制度所形成的信息对于残疾预防科研工作(致

---

① 国务院批转《中国残疾人事业"十二五"发展纲要》.http://www.gov.cn/jrzg/2011-06/08/content_1879655.htm.

② 国务院关于加快推进残疾人小康进程的意见.http://www.gov.cn/zhengce/content/2015-02/05/content_9461.htm.

③ 国务院关于印发"十三五"加快残疾人小康进程规划纲要的通知.http://www.gov.cn/zhengce/content/2016-08/17/content_5100132.htm.

④ 国务院办公厅关于印发国家残疾预防行动计划(2016—2020年)的通知.http://www.gov.cn/zhengce/content/2016-09/06/content_5105757.htm.

残原因、机理、预防策略与干预技术等)的重要性,并提出互联网、物联网这些可以提升残疾预防大数据利用能力的措施。

在 2017 年发布的《残疾预防和残疾人康复条例》中,虽然没有明确提到残疾报告制度,但是对残疾相关数据的收集和报告进行了明确的阐述:"国务院卫生和计划生育、教育、民政等有关部门和中国残疾人联合会在履行职责时应当收集、汇总残疾人信息,实现信息共享;承担新生儿疾病和未成年人残疾筛查、诊断的医疗卫生机构应当按照规定将残疾和患有致残性疾病的未成年人信息,向所在地县级人民政府卫生和计划生育主管部门报告。接到报告的卫生和计划生育主管部门应当按照规定及时将相关信息与残疾人联合会共享,并共同组织开展早期干预。"[①]通过以上的内容我们可以看到,政府部门在履行职责时收集信息的方式是"被动"的,只有在残疾相关的事项发生之后才会被记录下来,这样会导致残疾相关信息的广度不够,并且只能记录"已经确定为残疾"的信息;而依托卫生计生部门,将残疾和患有致残性疾病的个体的信息进行记录并层层上报到卫生计生主管部门与残疾人联合会共享,这种"主动"的信息收集方式首先保证了残疾信息的覆盖范围,因为基本医疗服务是覆盖全人群的。此外通过这种方式,除了记录已经发生的残疾,还可以记录患有致残性疾病个体的情况;基于二级预防的内容,在患有致残性疾病的情况下,若进行有效的干预将会阻止其向残疾发展,这说明了主动报告的方式可以让我们所收集的数据从残疾人群扩展到残疾高危人群,而只有这部分数据的获得才能真正意义上为残疾预防提供数据的支持,这也是残疾报告制度工作内容的核心理念。

目前有关残疾报告制度最新的介绍出现在 2018 年发布的《全国残疾预防综合试验区建立残疾报告制度工作规范(试行)》中,工作规范对残疾报告制度的意义进行了进一步的扩充。建立残疾报告制度,形成统一的残疾信息管理体系是全国残疾预防综合试验区创建试点工作的目标之一。各试验区通过建立和完善残疾报告制度,及时、准确、全面地掌握各试验区残疾发生和致残原因的变化情况,对于各地区加强三级预防工作,探索和创新残疾预防工作模式,减少残疾

---

① 残疾预防和残疾人康复条例. http://www.gov.cn/zhengce/content/2017 - 02/27/content_5171308. htm.

发生和发展,减轻残疾程度具有重要意义①。

综上,我们可以认为"残疾报告"是一种主动收集残疾、致残风险相关数据的信息收集工作模式。以往有关政府部门在履行职责的同时收集残疾信息的工作模式只能记录残疾已经发生之后的数据,如残疾种类、残疾程度、致残原因等,更多的是了解残疾人的发展情况,而对于残疾人的发生情况的获得,更多是基于数据的推断;此外旧的信息收集工作模式基本在"被动"地记录数据,而需要残疾人主动地上报信息,对于那些自愿或是非自愿不上报个人信息的残疾人的情况,这种工作模式难以获得信息。残疾报告这一信息收集工作模式依托基本公共卫生服务网络,在对居民开展基本卫生公共服务的过程中,运用残疾筛查的方法,记录残疾与致残风险的信息。通过此种工作模式,我们可以对全人群进行残疾筛查,并且可以发现经历致残性疾病、伤害但未形成残疾的人群信息,这种主动的信息收集工作模式扩大了对于全体残疾人的覆盖范围,并且收集了残疾高危人群的信息,将会对残疾的一级、二级预防提供可靠的数据支持;而且相比于"被动"的工作模式,这一模式的时效性更高,从而可以帮助残疾人尽快地得到康复服务。

残疾报告工作不断规范化、系统化、日常化,便会形成一项制度而进入到政府的工作体系之中。残疾报告制度属于残疾预防工作体系的一部分②,制度依托残疾监测网络这一平台,借助互联网、物联网技术,以残疾报告工作模式收集残疾相关的信息,形成残疾预防基础信息的大数据,并逐步建立残疾预防的综合信息平台和数据库,形成残疾信息管理系统,并最终促进我国残疾预防的发展。残疾报告制度形成的数据将主要被用于以下三个方面:①残疾监测。利用数据及时、准确、全面地掌握残疾发生、发展的情况以及残疾高危人群的信息,了解残疾发生的特点、致残原因的特征并预测变化趋势,指导残疾预防。②科学研究。数据被用来进行残疾预防相关的科学研究,通过分析残疾人群的致残原因、机理

---

① 全国残疾人康复工作办公室. 关于印发全国残疾预防综合实验区创建试点工作相关技术方案的通知.

② 崔斌,陈功,李宁,郑晓瑛.中国残疾预防政策分析.残疾人研究,2011,(1):18—23;崔斌,陈功,郑晓瑛.中国残疾预防的转折机会和预期分析.人口与发展,2012,(1):74—82.

和高危人群的特征,开发预防策略与干预技术。③数据共享。与包含卫生计生部门在内的其他行政部门之间进行数据共享,形成内容更加丰富、更具有价值的整合数据。报告制度的最终目的在于加强我国各地区的三级预防工作,探索和创新残疾预防工作模式,减少残疾发生和发展,减轻残疾程度,提升人口健康储量。

第二节　残疾报告制度的理论基础和依据

一、残疾报告制度的理论基础

1. 国际功能、残疾与健康分类(ICF)

对于残疾人群信息收集的主要目标在于制定策略以促进这一群体的福祉,通过全面、系统地记录人群各个方面的功能所形成的数据可以支持干预方案的设计以及监测[①]。对于残疾人的数据的收集,其中的一个关键影响因素是我们如何界定残疾。虽然在不同国家、不同的调查中开发、使用了多种多样的调查工具,但近年来在世界范围内对于残疾测量的标准大多基于《国际功能、残疾和健康分类》(ICF)。在残疾报告制度中,筛查、诊断和评定工作都需要科学、统一的对于残疾(功能)界定的标准,ICF则为我们提供了一个有效的分类体系。

残疾是一个发展的概念,会随着人们对于功能和残疾的认识的加深而发展。20世纪中期以后,传统的"生物医学模式"发生了变化,"生物—心理—社会医学模式"出现,这一变革也影响到了残疾的概念框架。1980年,世界卫生组织出版了《国际残损、残疾与残障分类》(ICIDH),将残疾视为疾病和伤害的后果,并从残疾发生发展的角度将其进一步区分成三个维度:残损、残疾、残障。虽然这一分类体系仍基于生物医学的视角,将残疾视为疾病的后果,但是其进步之处在于加入了社会因素的考量,即残障是由于残损或是残疾给特定个体造成的社会不利性,限制或妨碍其与年龄、性别、社会和文化因素相对应的正常角色的发挥,可

---

① World Health Organization. World Report on Disability. WHO Library Cataloguing-in-Publication Data, 2011.

以看作"社会功能残疾"。

2001 年,WHO 把 ICIDH 修订为 ICF,更新了对于残疾的定义。ICF 提出了功能(functioning)和残疾(disability)两个相对立的概念,这两个概念有相同的组成成分,即"身体功能和结构"以及"活动和参与"。组成成分如果从积极的一面来看就形成了"功能"——功能和结构的健全、活动、参与;若从消极的一面来看就形成了"残疾"——残损、活动受限、参与限制。基于"生物—心理—社会医学"模式,ICF 将残疾视为一种健康状态,而不是一种非此即彼的现象,即健康状况(疾病、伤害等)、个人因素和环境因素相互作用的结果。ICF 没有了 ICIDH 中残损、残疾、残障之间的单向因果关系,包含了更多的影响因素,更加灵活、全面,为残疾的界定提供了非常有效的分析框架。

中国对于残疾(人)的界定依据 1990 年颁布的《中华人民共和国残疾人保障法》:"残疾人是指在心理、生理、人体结构上,某种组织、功能丧失或者不正常,全部或者部分丧失以正常方式从事某种活动能力的人。"[①]结合 ICF 来看,中国对于残疾的界定建立在残损和活动受限两个维度之上;在实际的工作中,主要按照视力残疾、听力残疾、言语残疾、肢体残疾、智力残疾、精神残疾以及多重残疾进行分类。虽然界定如此,但在残疾调查中所使用的维度又有所不同,以中国比较有代表性的两次中国残疾人抽样调查为例,两次调查均采用了基于残损的残疾定义,尽管第二次残疾人抽样调查考虑了各种残疾对于日常生活和社会参与等功能的影响,体现了 ICF 对残疾评定的要素,但最终对于残疾人的评定仍是通过严格的医学诊断、以残损为基础的。从调查中对残疾筛查和评定的工具来看,第二次调查应用了 ICF 理论模式进行了相应的修订:如按照 ICF 确定了言语残疾调查的障碍类型;在智力残疾、精神残疾调查标准中基于 ICF 纳入了环境和支持的要素,引入采用"需要支持的强度"作为分级的依据;7 岁及以上人群的筛查问卷的编制过程中借鉴了华盛顿小组所设计的成套简易问卷(华盛顿小组问卷是基于 ICF 进行开发的)[②]。综上可见,ICF 作为一个有效的分析框架,在一定

---

① 《中华人民共和国残疾人保障法》. http://www.gov.cn/test/2018-12/11/content_1174760.htm.

② 陈功,郭超,陈新民,等. 全国两次残疾人抽样调查设计和方法的比较分析.人口与发展,2014,20 (4):45—51.

程度上影响了中国的残疾评定、调查工作,但要对这一分析框架中有关残疾的维度都有所涉及,仍需要一个过程。

2. 残疾预防的相关理论

1981 年,《残疾预防与康复:世界卫生组织残疾预防与康复专家委员会报告》对于残疾预防进行了系统的论述①,基于 1980 年提出的 ICIDH 中所包含的残疾进程(disability process)提出了残疾预防:①减少残损的发生(一级预防);②限制由残损导致的残疾或使其发生逆转;③阻止残疾向残障的转变(三级预防)。WHO 提出的以上的三级预防,对应到残疾进程发展的三个阶段;对于残疾预防所要采取的措施来看,也由"个体—生活环境—社会"分成了三个层次:①对于残疾人的直接干预措施——治疗、咨询、(安装)假肢、医疗保健、训练等;②对于残疾人直接生活环境(家庭和社区)的干预——包括改变雇主对于残疾人的态度以及社会公众对于残疾人的行为;③旨在减少整个社会中发生的(致残)风险的干预措施。可见,残疾预防这一理念在当时的提出表明,当时已经把残疾看作是一个发展的问题,从具体措施来看不但有针对残疾进程的措施,还有针对"个体—生活环境—社会"分层级的措施。

此外,残疾的三级预防与公共卫生中的残疾预防是基本对应但又有所区别的,如残疾的一级预防(first-level prevention)基本等同于初级预防(primary prevention),包括健康的宣教以及通过食物、营养、医疗、立法来促进人口健康素质提升的措施;残疾的二级预防(second-level prevention)包括二级预防(secondary prevention),相比之下多加入一些社会措施以及防止已经患有一种残损的个体再患上另一种残损;残疾的三级预防(third-level prevention)由于同样包含一些社会措施,故所涉及的范围比三级预防(tertiary prevention)更广。

2001 年将 ICIDH 修订为 ICF 后,人们对于残疾的认识进一步加深,对于残疾预防的阐释也发生了变化。在 2011 年《世界残疾报告》中,对于残疾预防的

---

① World Health Organization. Disability Prevention and Rehabilitation: Report of the WHO Expert Committee on Disability Prevention and Rehabilitation. 1981.

描述直接依照公共卫生的措施(public health approach)进行了区分[1]:①初级预防——在个体或群体层面,在健康问题发生之前,采取行动来避免或消除其原因,这其中包括健康促进和特定的保护措施;②二级预防——在个体或群体层面,在早期监测出健康问题,促进其治愈、减少或防止其发展,或是减少或防止其长期影响;③三级预防——在已经患有疾病的情况下,通过恢复功能和减少疾病相关并发症的行动来减少其影响。可以看到,在此时,由于人们把"残疾"看作一种健康状态,因此在残疾预防的表述中已经没有了对于残损、残疾、残障这些针对于残疾的负面表述,在健康状态视角下的残疾预防使得三级预防的体系更加灵活且包含更多的内容。但相比于 1981 年提到的概念,《世界残疾报告》中的残疾三级预防缺少了对于社会层面的预防措施的表述,即便报告中提到了对于残疾的预防应当是一项多维度的策略,应当包括使人残疾的障碍(disabling barriers)和潜在健康状况(underlying health conditions)的预防和应对,但仍然比较笼统。

　　残疾预防中的每一级都是有效的措施,但不同等级预防的成本—收益以及有效性是不同的。《残疾预防与康复:世界卫生组织残疾预防与康复专家委员会报告》中就已经指出,对于残损的预防(一级预防)是应对残疾问题最有效的途径,而那些治疗、恢复(restore)以及康复的方法很少可以得到令人完全满意的结果,因此对于残疾的预防应当是我们最优先考虑(riding priority)的方面。对于二级预防,报告中估计,发展中国家的二级预防可以减少当时残疾发生率以及严重程度水平的 10%—20%[2]。一级预防的目的在于预防致残性疾病或伤害的发生,二级预防的目的在于发生病伤后阻止其向残疾的发展。这两级预防主要是降低人群的残疾发生风险,预防比康复更加有成本效益,而一级预防有最低的成本和最高的效益[3]。

①　World Health Organization. World Report on Disability. WHO Library Cataloguing-in-Publication Data, 2011.

②　World Health Organization. Disability Prevention and Rehabilitation:Report of the WHO Expert Committee on Disability Prevention and Rehabilitation. 1981.

③　崔斌,郑晓瑛,陈功. 先天性残疾与获得性残疾预防策略的比较性研究.人口学刊,2010,(3):35—41.

二、残疾报告制度的实际需要

1. 人口、残疾人口与人口健康

人口、残疾人口和人口健康是受社会经济发展、医疗水平不断进步影响下的三个密不可分的要素。中国在短短 20 年左右的时间里完成了由"高出生、高死亡、高增长"向"低出生、低死亡、低增长"的人口转变进程,这势必会对人口中的残疾人口比例产生影响,而残疾率的高低将会对人口整体健康水平造成巨大的影响[①]。

生育率的降低和低生育、低死亡率所带来的人口年龄结构老化对于人口中残疾人人数的影响的方向并不一致。生育的下降所带来的是每一段时间内新生人口数量的下降,故会带来先天性残疾的人口规模的增加;而人口年龄结构的老化表明人口中老年人的比例不断增大,个体进入老年生理机能的衰退以及带病期难以避免会导致老年人或多或少存在参与限制以及活动受限,即残疾率在老年人口中的比例偏高,从而使得总人口中的残疾人规模上升。残疾人口的数量及其在总人口中所占的比例是反映中国人口健康素质的一个重要指标,也是国民经济和社会事业发展必须要考虑的一个重要方面。

如果我们可以采取行之有效的方法使人口转变后的中国在人口层面有效地预防残疾的发生以及残疾程度的加深,这将会为今后中国社会的发展带来很大的收益,而残疾报告制度可能将会是一个有效的措施。

2. 大数据与人口健康素质

健康本身不仅仅是社会经济发展的一个重要目标,而且愈发被认为是社会经济发展的重要手段,是先决条件[②]。人口健康的核心是关注人口群体健康素质的高低,健康素质的提高是人口健康得到改善的直接结果和表现。从十六大报告提出"健康素质"概念,到十九大报告中提出"实施健康中国战略",可以看到我国政府对国民健康素质在中国社会经济发展进程中的作用日益关注。随着

① 张蕾.中国残疾人口变化趋势预测研究.2007.

② 赵白鸽.执行开罗人发大会精神:中国生殖健康/计划生育事业的发展.中国计划生育学杂志,2002,10(s1):41—42.

人口健康素质水平的不断改善,人群的健康实力将会体现在以社区为主体的社会发展的各个环节与方面。提升人口健康素质是中国实现社会经济可持续发展战略的需求,也是以群众的需求为中心,努力实现全面建设小康社会的奋斗目标,满足最广大人民群众根本利益的必然。

随着数字网络技术的不断发展,个人的日常生活、行为信息与健康记录、人口统计数据和遗传信息相结合,形成了健康的"大数据"。在人口持续增长以及人口年龄结构老化的背景下,大量的医疗需求让我们希望医疗服务可以更加高效、可持续。此外,医疗服务所关注的重点也从疾病控制为主转向预防、早期干预以及最优管理(prevention, early intervention, and optimal management),这些都推动着健康大数据的开发与利用[1]。从人口水平来看,在大数据的背景下某个人过去所发生的不幸可以为预测和预防相同事件在他人身上的发生提供重要信息,放到健康的领域来看,这里的"不幸"就对应为"不健康的结局",有关此方面的信息不断汇集,形成大数据,将有助于我们预测及预防不健康结局的发生,并最终提升人口健康水平。基于大数据并加之有效的分析技术,我们将会在"揭示人口健康模式、预测健康长期状况以及寻找医疗新干预点"方面获得机遇[2];在人口健康的研究中,我们可以更为全面地了解人口健康的实时信息,进而改进疾病诊断、风险监测和健康调查的方法;此外,随着对于健康大数据的不断开发,我们对于疾病管理的认识将会不断加深,这其中包括诊断、预防以及个性化治疗(personalized treatment)[3]。

目前,中国有关大数据在健康领域的研究主要从以下几个方面开展[4]:①健康大数据分析。利用专家的专业知识,从复杂的数据中提取有价值的数据和信息,以提高电子健康大数据的使用价值;涉及的领域有药物效果、传染病、精神健康、健康风险因素分析,方法主要包括对数线性模型、回归方程、随机回归系数混合

---

[1] Andreu-Perez J, Poon CC, Merrifield RD, Wong ST, Yang GZ. Big Data for Health. IEEE J Biomed Health Inform, 2015,19(4): 1193—1208.

[2] Pentland A, Reid T, Heibeck T. Big Data and Health: Revolutionizing Medicine and Public Health. WISH Big Data and Health Report, 2013.

[3] 同①.

[4] 王振杰.大数据与健康中国战略实施.人口与发展,2018,24(5):11—13+52.

模型、贝叶斯推断联合模型;但这些研究尚未形成有效的对健康大数据的处理方法。②基于多源数据的健康评估和疾病预警。相关研究主要集中在个体层面和群体层面,并未形成统一综合的疾病预警。个体层面的研究主要集中在利用信息和电子设备对个人健康进行评估以及探讨疾病预警的方法,但使用的数据源和评估方法单一,不能满足个性化健康服务的需求;群体层面的研究主要从疾病的监测和预警以及疾病的传播规律两个方面展开,数据、模型的单一性使得针对多种疾病的综合研究缺乏,并且监测预警和传播规律的分离也导致未形成统一的监测、预警体系。③健康服务管理相关领域。主要集中于电子健康对健康服务流程、个人健康管理和健康行业发展的影响,通常基于医院信息系统、移动医疗以及基于社会媒体的电子健康三类应用进行研究。

积极推进大数据在医疗健康领域的创新应用,可以进一步贯彻落实习总书记在全国卫生与健康大会上的讲话精神,同时也是加快促进《"健康中国 2030"规划纲要》实施的需要。确立大数据在新形势下应用的战略定位,是提升健康中国施策预测精度和解决问题深度的治本良策[1]。但是从前文可以看到,中国目前不论在健康大数据收集、管理,还是分析上,皆尚处于发展阶段,此外还有尤为重要的一点是健康信息作为一种资源在不同的人群中的分布也是不同的。以电子健康记录(Electronic Health Records, EHRs)为例,这里所包含的群体首先应当满足的条件是对医疗服务的可及,那么对于医疗服务可及性较差的人群,如低收入人群、残疾人,他们在这方面的数据就会较少,并最终产生健康信息资源不均衡的问题;而这些对于医疗服务可及性较差的人群正是提升人口健康所特别需要关注的群体,因为相近干预措施的采取将会在这部分人群中产生更加显著的效果。

3. 残疾数据与残疾预防

前文提到,健康数据信息在残疾人中是相对缺乏的。有关这一问题,Cullinan[2] 在 1982 年结合当时 WHO 颁布不久的《残疾预防与康复专家委员会报

---

① 李华才.确立大数据应用战略定位,助力"健康中国"精准施策.中国数字医学,2016,11(9):1.

② Cullinan TR. Disability: Prevention or Containment. International journal of epidemiology, 1982, 11(1): 3—4.

告》进行了讨论，他认为西方以及非西方国家在残疾预防方面是有所区别的：对于西方国家来说，已经有对于残疾人群的明确的界定（well-defined），这其中大部分是居住在社区中的老年人，因此其中大部分已经处于各类服务体系之中，残疾预防与康复的提出对于他们来说是新的思路——拆分现有的服务使之更加均等或低价，加入残疾预防的思想；而对于非西方国家来说，基本服务（rudimentary services）发展尚未完全，缺乏人口数据库来进行大规模的流行病学调查，以及相关资源、人力的不足都会导致仅仅是应对残疾人问题就会带来很严重的经济负担，更何况要查明这些残疾人，在现阶段非西方国家只能关注那些接受治疗或是护理服务的少数残疾人群。

Cullinan 还认为，在医疗服务可及性较差的情况下，进行一项全面的流行病学研究是困难的，如果要在估计出现患率和发病率的同时再提出预防的方案，则更加困难。在发展中国家，流行病学家们已经对各类传染病控制方法有了充分的认识，并进行了许多研究验证这些方法的有效性，而令人不解的是这些方法在残疾研究中的应用明显不足，更何况残疾经常是某些疾病的最终表征；同样令人费解的是，相比于更加有价值（precise）、成本更低的村庄一级（village level）的调查研究，这些国家更喜欢大型的、昂贵的全国性流行病调查，而前者更可以作为现有服务的一种扩展，更加降低了实施的难度、成本。

目前发展中国家的基本公共卫生服务已经有了长足的发展，服务的水平与覆盖面也已经有了足够的水平，但是对于残疾人群的界定不清（残疾标准的不统一）和更多地关注流行病学调查的情况仍然存在，这些都会造成残疾人，尤其是与残疾人健康相关的数据相对缺乏，进而造成有关残疾诊断、预防、康复的工作缺乏时效性与准确性，并最终影响全人群的健康资本。综上，残疾人信息的完善十分重要，并且其中有效的途径是融入到现有的基本公共卫生服务之中，从基层开始不断向上扩展，这样实施难度与成本都会较低。

三、残疾报告制度的成本与收益分析

1. 残疾报告制度所包含成本、收益的梳理

在残疾报告制度的经济学分析中，我们把这一制度看作变量，进行成本—收

益分析。在成本方面,主要包括建立制度的直接成本,包括行政管理和部门间协作,残疾人筛查所带类的额外工作量,对于筛查呈阳性的儿童残疾评定、成年人残疾诊断所带来的工作量,在残疾报告制度整个流程中对于信息的层层收集与上报。对于制度的间接成本来说,主要在于制度所产生的新残疾人群、新高危人群、新信息,包括对于残疾人的康复衔接,对于高危人群的信息追踪管理,对于新信息数据的管理、研究。此外,为保障一项制度的有效实行,供需双方的信息对称也是重要的,因此在制度实施的过程中,需要健康(残疾)的宣传教育来促进整个社会人群对于残疾观念的提升,从而增加制度目标群体参与的积极性与依从性,而这需要人力物力的投入,在分类上也属于直接成本。

综上,对于残疾报告制度的成本,我们提供示意图,如图3-1:

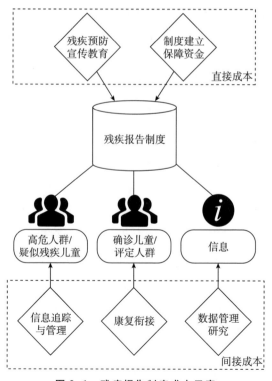

图 3-1　残疾报告制度成本示意

对于收益来说,在卫生经济分析与评价之中,主要被分为效益、效果和效用,我们依据此进行阐述。效益是用货币表示的卫生服务的有用结果,具体分类为实施某项卫生计划方案后节省的卫生资源(直接效益)、所减少的其他方面的经济损失(间接效益)以及感觉和体验等方面的效益(无形效益);效果是指卫生服务所产生的直接结果指标的变化,对于疾病防治来说有现患率、发病率、死亡率等,而对于残疾预防来说应当包括残疾人比例、致残率等;效用是指卫生服务最终带来的人群层面健康水平、生活质量的改善,常用的指标包括 DALYs(伤残调整生命年)和 QALYs(质量调整生命年)。

对于残疾报告制度来说,以上三种收益都是存在的。我们假定残疾报告制度在形成以后会产生以下效果——"残疾预防的关口前移,早筛查、早诊断、早评定、早康复(早发现、早报告、早诊断、早康复治疗)",即加强残疾三级预防中一、二级预防的比重与效果,这将会减少高危人群致残的比例与减缓残疾程度加深的进程,残疾总人数的减少与残疾人中重度残疾人比例的减少都会降低医疗卫生系统的负担,从而节省了卫生资源;总人口中残疾人比例的下降将会减少社会保障对此方面的投入,减少残疾人家庭的负担以及整体社会参与程度的增高,从而减少了其他方面的经济损失;对于致残、残疾程度加深的有效遏制可以使原本的残疾、残疾程度加深不会发生,会减少社会对于此类问题的负面看法,或者说减轻负面程度。残疾人比例、致残率的下降明显是残疾报告制度将会带来的效果,而 DALYs 和 QALYs 作为评价指标在计算中明显受到残疾相关结果指标的影响,因此也会得到改善。

2. 残疾报告制度成本—收益分析

在进行成本—收益分析之前,我们首先要假设两种情境:①残疾报告制度尚未建立的情境。按照现有的制度收集残疾人相关的信息,主要关注已经持有残疾证的人群,信息收集方面相对被动,并未覆盖当前全部的残疾人,并且对于高危人群基本没有信息,从长期来看,随着社会,尤其是医疗卫生方面的发展可能会实现对于全体残疾人群信息的全覆盖。②残疾报告制度建立的情境(开始建立、建立完成、发展)。从制度建立开始,主动地收集残疾人相关的信息,并且对高危人群的信息基本实现全面覆盖(因为是对全人群进行筛查,而诊断、评定未通过的人群均为高危人群,只要这部分信息留存,就一定会覆盖这部分人群)。相比于未建立残疾报告制度的人群,在这一情境下实现对全体残疾人的信息全覆盖所花费的时间明显更短,并且可以通过投入额外的成本进一步缩短制度完全建立的时间。

在下面的成本—收益分析中,我们主要以残疾报告制度所能覆盖(识别)出的残疾人口数量作为我们进行分析的基础。在此我们借鉴张蕾 2007 年博士论文中对 2000 年至 2050 年中国残疾人口预测的数据;对于高风险人群,我们假定其随时间以一个相对稳定的速率增长。我们选取论文中"动态效应直接推算法中方案的结果"部分,从 2000 年到 2050 年,残疾人口年增量在 2035 年之前波动上升,到 2035 年为残疾人口年增量的峰值(比上年增长约 176 万人),随后快速下降。对于高风险人群,基于前文的假定,我们在残疾人口年增量曲线下方绘制一条水平波动的线代表这一人口在稳步增长,如图 3-2 所示。图中 ABCD 的面积即为 2000—2050 年间残疾的总人口,面积 OBDE 为 2000—2050 年间高危人群的总人口。

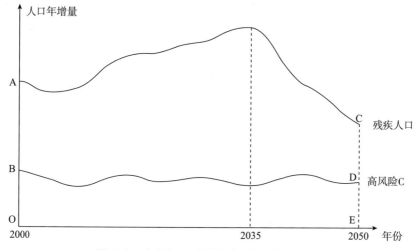

图 3-2　残疾人口、高风险人群年增量示意图

未建立残疾报告制度的情况下,对于残疾人信息主要为被动收集,进展缓慢。如图 3-3 所示,我们首先假定为情境 1 的情况,未建立残疾制度,被动地收集残疾人相关的信息,用虚线 IF 表示。可以看到 IF 在时间 t_1 之前一直处于曲线 AC 之下,代表着残疾人信息收集尚未全覆盖,只覆盖到了阴影 IBGF 部分,未涉及的残疾人口为面积 AIF;对高风险人群的信息基本未涉及。(在此我们进行比

较极端的假设:未收集有关高风险人群的信息,因此在曲线 BD 与 X 轴之间的区域没有被覆盖的区域。)在随着社会经济的不断发展实现新发残疾人信息的全覆盖,即时间达到 t_1 的时候,虚线 IF 与曲线 AC 相交于 F 点,从 t_1 以后一直到 2050 年,每一年新增的残疾人口数量的信息都会被记录,即面积 FGDC,但在 t_1 之前未收集到的残疾人信息(面积 AIF)需要在之后补全。

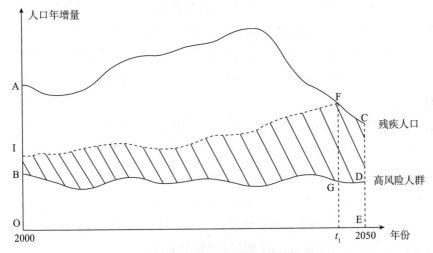

图 3-3　残疾信息收集情况(情境 1)

建立残疾报告制度的情况下,对于残疾信息的收集变得主动,利用较短时间就可实现对于未来每年新发残疾人信息的全覆盖,并且随着对于建立资金投入、健康宣传教育投入的支出增加,所需时间会更短。下面我们考虑情境 2 的情况,如图 3-4 所示。从 2000 年开始,建立残疾报告制度,主动地收集残疾人相关的信息,如虚线 GK 所示,相比于未建立残疾报告制度的情况会带来三方面的变化:①实现新发残疾人信息的全面覆盖的时间更短。即交点 K 所对应到 X 轴的时间点 t_2 相比于 t_1 更早,在情境 2 的条件下,我们还可以认为在此时残疾报告制度完成了建立。②单位时间内收集的残疾人信息更多。我们从 2000 年截止到 t_1 来看,在这段时间内,对于残疾人口来说,建立残疾报告制度的情境相比于未建立残疾报告制度多出的面积(人数)为阴影 GIFK,这说明残疾报告制度只要开始建立,就会收集到相比于以往更多的残疾人信息。③信息收集覆盖到了残疾高风险人群。这一点的原因前文已经提到,在这里详细说明。对于残疾报告制度来说,分为0—6岁儿童残疾筛查(残疾报告)以及7岁及以上人群残疾报告两部分工作,虽然在年龄上有区分但是工作流程类似,都是在居民接受基本公共卫生服务的过程中(体检、建立居民健康档案、家庭医生签约服务)进行残疾筛查,筛查中的阳性人群转介到专业的医疗机构进行诊断/评定,最后确定残疾人的信息,而对于高危人群的界定是筛查呈阳性但是未通过诊断/评定被确定为残疾人的人群。所以我们可以看到,只要残疾报告制度的工作流程顺利进行,我们就可以得到所有高风险人群的信息,当然这是在理想情况下的假设,实际来看可能会出现实际阳性的个体未被筛查出来以及被筛查出来阳性的个体不愿意去参与诊断/评定,这些都会导致对于高风险人群的信息不是全覆盖的,而且会影响残疾人口的信息。

依据图3-4,我们可以分别指出上文所提到的各类成本。对于建立制度的直接成本,我们可以将其看作虚线GK相对于虚线IF更高的斜率,这会使得对于新发残疾人信息全覆盖所需的时间更短;对于健康宣传教育的直接成本,首先我们默认通过健康宣传教育可以促使残疾报告制度更快地建立(改变社会概念,提高目标群体的参与积极性与依从性),所以我们绘制了虚线GL,代表开展健康宣传教育以后对残疾报告制度建立进程的促进。

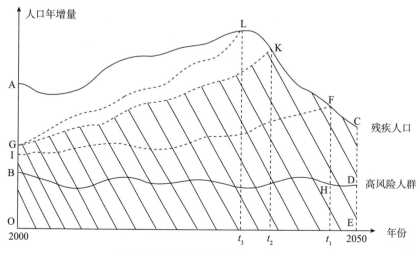

图3-4　残疾信息收集情况(情境2)

　　相比于未建立残疾报告制度的情形,由于残疾报告制度每年可以新筛查并记录更多的残疾人以及高风险人群,对这些人群进行康复、管理需要投入额外的间接成本。对于间接成本来说,我们截止到 t_1 来看,从 2000 年到 t_1,建立残疾报告制度的情境相比于未建立残疾报告制度,在这段时间内会多收集阴影部分 GIFK 的残疾人口,这部分新产生的残疾人,需要进行康复治疗,减轻其残疾的程度,因此会产生额外的成本。此外,对于高危人群的信息全面覆盖也会产生相应的新的高危人群,这部分人群的特点是他们可能已经患有致残性疾病或是处于高风险的行业,总之暴露于残疾的高风险之中,因此需要对这部分人群进行定期的随访,了解其健康状况,并给予一级、二级预防,所以对于高风险人群的管理也需要投入额外的成本。最后,我们把阴影部分的面积由"人数"转化为相对应的"信息量",截止到 t_1,相比于未建立残疾报告制度情境下的信息 BIFG,建立残疾报告制度下的信息量扩充为 $GKFt_1O$。信息量扩大后,需要投入更多的人力物力对信息进行管理、分析、共享,还需要与专业的科学研究相结合,开发出行之有效的残疾预防方法。

　　随着我们对于残疾报告制度产生信息的全面掌握,能更为准确地预测残疾发生,从而采取适当的残疾预防措施,以及开发更为有效的干预方案,这些都会减少未来残疾的发生,对于残疾高危人群来说同样如此;两类人群数量的减少会相应地减少对应的疾病负担、经济负担,即带来了收益。下面讨论残疾报告制度所带来的收益,如图 3-5 所示。首先我们给出假定,残疾报告制度的建立(对于新发现残疾人群信息的全覆盖),将会促进残疾预防工作体系的发展,特别是加快一、二级预防的发展,从而减少之后残疾的发生以及残疾高风险人群的出现。当然实现这一效果需要一定的时间(过程),在本书的分析中我们假定最理想的情况,在残疾报告制度建立之后当即产生了这一效果。

　　残疾报告制度在时点 t_2 完全建立后,由于残疾预防关口前移的效果,残疾人口年增量曲线 AC 在 K 点出现转折,从曲线 KC 变成曲线 KC'',相比于之前的残疾人口年增量曲线,到 2050 年减少的残疾人口为阴影面积 KCC''。当然在未建立残疾报告制度的情境下,由于也会实现对于新发现残疾人口信息的全覆盖(当然所需的时间更长),所以也会出现残疾人口年增量曲线的转折,即在 F 点变成曲线 FC′,故到 2050 年所减少的残疾人口为阴影面积 FCC″。明显可以看到这一面积小于建立残疾报告制度情境下所减少的新增残疾人口。残疾人口绝对数的减少在总人口增长速率一定的情况下必然会带来残疾率的下降,从而降低了医疗卫生系统的负担,节省了卫生资源,并最终减少了其他方面的经济损失。当然,残疾相关结果指标也会得到改善。对于高风险人群来说,一级预防的发展也会降低未来这一部分人群数量的增长,由于这部分人群在没有有效的管理的情况下将会致残,所以这一部分人群数量的减少(如阴影面积 K′DD′所示)也会产生以上的收益(与选择 K′作为转折点相似,我们都是比较理想的情况)。

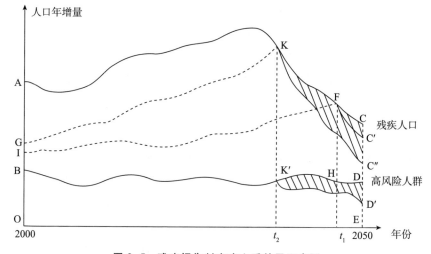

图 3-5　残疾报告制度建立后效果示意图

此外,有效的残疾预防措施不仅会带来残疾人(高危人群)数量的减少,也会"优化"残疾人群体的结构——即通过早发现、早干预使得人群平均的残疾程度减轻,从而进一步较少各类负担,带来收益。在上面对于残疾报告制度的收益分析中,我们只考虑了残疾人口的数量,而未考虑残疾人口的结构(即残疾程度),诚然通过残疾预防可以减少残疾的发生,但是由于人口老龄化的趋势,以及个体衰老对应的生理机能下降、带病期而带来的残障,我们应当更加关注对于残疾程度加重过程的缓解。正如张蕾研究中所得到的结论[①]:残疾人口的年龄

---

① 张蕾.中国残疾人口变化趋势预测研究.2007.

结构老化程度远远高于总人口。在 2000 年,65 岁及以上残疾人口占残疾总人口的比例为 30.75%,而 65 岁及以上老龄人口占全国总人口的比例为 6.88%;根据预测的结果显示,到 2050 年,残疾人口的老龄化比例与总人口的老龄化比例分别为 68.89% 和 26.84%。我们可以这样理解,未来人口健康水平提高的表现是在个体进入到老年期之前残疾的发生率已经较低,而进入到老年期之后会迅速进入残障的状态,从整个生命周期的视角来看,近似于疾病的压缩模式;个体的模式随时间不断积累,表现出残疾人口老龄化的程度很高。按照这一思路,不论疾病如何压缩,个体进入老年或群体中的老年人的带病期、残障期是难以避免的,即无论我们进行何种投入来预防残疾的发生,未来残疾人口在量上可能已经并没有那么高的成本收益,因此从长远来看,对于"残疾的质",即残疾程度结构的关注是更有效的。

残疾报告制度对残疾程度结构的影响如图 3-6 所示。绘制的示意图同样基于张蕾论文中的预测数据,中轻度残疾人口比重逐年增长,重度残疾人口比重逐年减少。一级残疾比重由 2000 年的 17.67% 下降至 2050 年的 14.61%;二级残疾比重由 2000 年的 12.47% 下降至 2050 年的 11.59%;三级残疾由 2000 年的 26.75% 上升至 2050 年的 28.24%;四级残疾比重由 2000 年的 43.12% 上升至 2050 年的 45.56%。对于残疾人总人口的变化趋势,我们依据结论"从 2000 年到 2020 年残疾总人口加速上升,随后上升速度减缓"绘制出了大致的趋势图,并依照起始点的比例将四个等级的残疾进行分层,得到残疾的结构示意图(图 3-6)。

假设在时点 t_2 有一名残疾人,此时他的残疾程度为三级,且在未建立残疾报告制度的情境下,我们漏掉了这一人的信息而没有采取相应的康复措施,这位残疾人的健康状况将会不断恶化,在时点 t_3 其残疾程度变为一级;而在残疾制度建立的情况下,我们在时点 t_1 就会筛查出这位残疾人(此时其残疾程度只为四级,且在不进行康复干预的情况下会在 t_2 时发展到三级,即直线 A 与垂线 t_2 的交点),经过评定后转介到康复干预中,将会有效减缓其残疾的发展(沿着直线 A'的方向发展)。在这种情况下,到达 t_3 时,其残疾程度仅发展到三级。我们将每一个个体的情况加总,依据"早筛查、早诊断、早评定、早康复(早发现、早报告、早诊断、早康复治疗)"的效果,残疾报告制度必然会带来轻度残疾人口数在整个残疾人口数中的比例上升。此外,还需要考虑的两个因素是,残疾报告制度建立以后,在长期会带来残疾人口总人数的下降,即图3-6中最上方的曲线进一步向下移动;还有就是利用残疾报告制度产生的数据进行研究,会开发出更加有效的康复技术,会使得残疾的进程进一步减缓,即形成一条比直线 A'斜率更小的轨迹线,进一步减轻总人群的残疾程度。

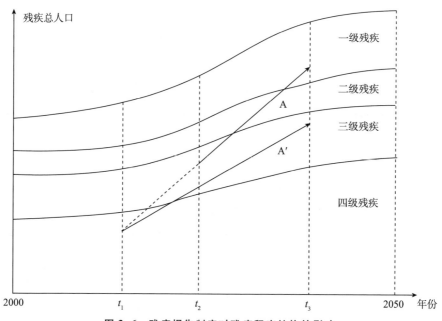

图3-6 残疾报告制度对残疾程度结构的影响

综上,我们对残疾报告制度进行了较为详细的成本—收益分析。可以看到,这是一项在制度建立过程中以及制度建立后都需要持续投入资源的制度,但是可以产生显著的效果,大量的、多种的效益及深远的社会效用。

第三节 残疾报告制度的基本内容和方法

一、基本内容

根据《全国残疾预防综合试验区创建试点工作实施方案》(2016.6.27)、《全国残疾预防综合试验区重点干预项目工作实施办法》(2016.12.14)、《全国残疾预防综合试验区创建试点工作相关技术方案》(2018.5.30)中的有关残疾报告制度的具体内容,我们绘制了残疾报告制度结构流程图,如图3-7所示。

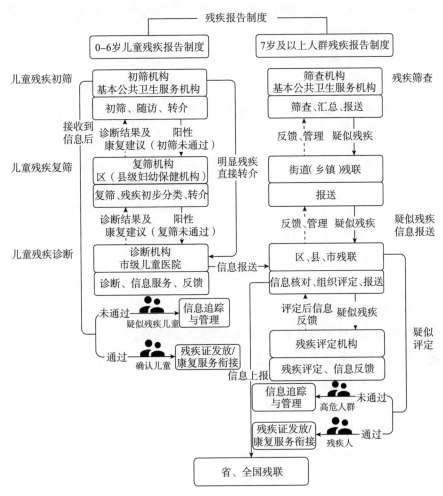

图3-7　残疾报告制度结构流程图

可以看到,残疾报告制度将目标人群分成了两个年龄段:"0—6岁"和"7岁及以上",相对应形成了两个模块,"0—6岁儿童残疾报告制度"以及"7岁及以上人群残疾报告制度"。这样设立的原因在于,在中国,残疾预防重点工作中有一部分内容是针对儿童群体的残疾预防,从而制定了0—6岁儿童残疾筛查诊断的工作内容,而0—6岁儿童残疾报告制度正是以此作为(技术)基础而形成的。

两个模块的主要区别在于 0—6 岁儿童残疾报告制度在筛查中分为初筛、复筛两步,而 7 岁及以上人群残疾报告制度只有筛查一步;在筛查过后,对于疑似残疾儿童,需要专业的医疗机构进行诊断,而对于 7 岁及以上的疑似残疾人需要到指定的机构进行残疾评定;最后在残疾的分类上也有所不同,0—6 岁儿童群体的残疾报告针对视力、听力、肢体、智力以及孤独症谱系障碍 5 类,而 7 岁及以上人群的残疾报告针对视力、听力、言语、肢体、智力、精神 6 类,在最后汇总时将孤独症归于精神一类。虽然存在以上的不同,但两个模块的基本内容相同,包括筛查、诊断评定、信息传递。

对于筛查来说,包含 0—6 岁儿童的初筛、复筛以及 7 岁及以上人群的筛查。在中国有关残疾儿童的工作中,康复工作的开展早于残疾筛查工作,且两者关系紧密。儿童残疾筛查的理念实际上来源于医学中的"新生儿疾病筛查",在 2001 年《中国残疾人事业"十五"计划纲要》中强调了残疾儿童早期干预,提出"开展降低出生缺陷的健康教育,建立健全出生缺陷干预体系;开展产前诊断,完善新生儿疾病筛查制度,降低出生缺陷发生率,实现残疾儿童早期干预"[1],可见早期对于儿童残疾关注的重点在于儿童的出生缺陷上,并且依托的是新生儿疾病筛查制度。随着医疗技术的发展,新生儿出生缺陷的状况在中国有了显著的改善,筛查作为残疾儿童早期干预的重要保障措施,从新生儿疾病筛查逐渐发展到对于 0—6 岁儿童残疾的筛查。在"十一五"期间,中国已有城市开始尝试开展儿童残疾筛查的工作,如广东省在《广东省实施〈中华人民共和国残疾人保障法〉办法》中规定,"对零至六周岁残疾儿童免费提供包括早期筛查、康复指导、医疗康复、辅助器具适配和康复训练等内容的抢救性康复服务",北京市在保健管理中,完成了新生儿疾病筛查、婴幼儿听力筛查与监测、0—6 岁儿童发育迟缓(残疾)的监测与服务网络建设[2],可以看到此时的儿童残疾筛查只是作为残疾儿童康复服务中的一部分,并未独立出来。进入到"十二五"期间,国家强调抓好残疾儿童康复的前端和源头,抓"筛查",抓"预防",开展残疾儿童随报及早期康复

---

[1] 国务院转批中国残疾人事业"十五"计划纲要的通知. http://www.gov.cn/zhengce/content/2016-09/22/content_5110819.htm.

[2] 曹跃进,纳新,孙光. 0—6 岁残疾儿童康复研究.残疾人研究,2012,2:30—34.

工作试点,探索建立残疾儿童早预防、早筛查、早转介、早治疗、早康复的工作机制。2013年,中残联和国家卫计委共同印发了《0—6岁儿童残疾筛查工作规范(试行)》,标志着中国在全国范围内建立起残疾儿童筛查工作机制[①]。相比于0—6岁儿童的残疾筛查,对于7岁及以上人群的残疾筛查的工作机制在中国形成较早,如在第二次全国残疾人抽样调查中就编制并使用了《7岁及以上人群残疾筛查问卷》,残疾报告制度中也继续沿用这一问卷。相比于0—6岁残疾儿童筛查,7岁及以上人群的残疾筛查不需要很强的医学专业知识与临床经验,经过一定培训的基层医疗卫生服务机构工作人员即可操作;而在0—6岁儿童残疾筛查中基层医疗卫生服务机构的工作人员只能进行"儿童发育预警征的筛查",结果呈阳性的儿童需要转介到区(县)级妇幼保健机构这类相对专业的医疗机构进行复筛。

完成对两组人群的筛查后,在0—6岁儿童家长以及7岁及以上人群本人的知情同意下,在指定的专业机构分别进行残疾诊断和残疾评定。需要注意的是,在2013年印发的《0—6岁儿童残疾筛查工作规范(试行)》中,将儿童残疾"筛查"和"诊断"都统一归入筛查工作之中,并使用"残疾评估"这一术语;而在最新2018年中残联印发的《全国残疾预防综合试验区创建试点工作相关技术方案》中的《儿童残疾筛查与诊断技术方案(试行)》将"筛查"与"诊断"两项工作分开,并将"评估"更名为"诊断"。进行残疾诊断和残疾评定后,诊断通过的残疾儿童和评定通过的残疾人,需要及时进行康复服务,并为其办理残疾人证,在纳入残疾人管理系统的同时使其享有各项应有的权利;而诊断、评定未通过的疑似残疾儿童以及疑似残疾人,这些都是可能发生残疾的高危人群,对于这部分群体,报告制度要求进行定期的信息追踪以了解他们的风险变化情况,此外这部分信息还应录入到数据库中作为高危人群风险管理的依据。

上文所提到的0—6岁儿童残疾筛查、诊断工作方式需要依据儿童群体的特点进行调整。因为在实地调研中,我们发现从儿童残疾初筛到复筛,再到残疾诊断的每个环节之间,儿童的家长都有比较大的抵触情绪,即他们认为"残疾"这一标签会给孩子带来较大的负面影响,因此他们会选择不让孩子进行复筛或是

---

① 健康报.残疾儿童筛查工作机制建立.护理管理杂志,2013,(11):814—814.

诊断,这样会使得残疾报告制度向下进行的每一步中都有参与者的流失,从而影响了全人群残疾信息的获得;此外,为了将残疾儿童纳入残疾人管理系统中而为其办理残疾人证,可能会给儿童之后的成长带来很大的影响(至少其家人会这么认为)。因此我们要尝试进行"去污名化"的工作,让残疾儿童享受到权利的同时,将"残疾"对儿童的负面影响尽可能降到最低。当然,7岁及以上人群也有因"残疾"污名化而影响参与率的现象,但相对比较少。总之,残疾诊断和残疾评定都是在残疾筛查的基础上对疑似残疾人通过科学的方法进行诊断,最终确认其残疾种类和等级,并及时衔接到康复服务以维持功能水平,并为其办理残疾人证以纳入残疾人管理体系,对于残疾的高危人群我们同样需要进行追踪和管理。

　　以上两方面内容都属于实体的工作内容,实际上在整个残疾报告制度的结构和流程中,信息传递也是十分重要的部分,只有信息准确、及时地在不同的机构中相互传递,残疾报告制度的工作流程才能顺畅进行。具体来看,在残疾报告制度中主要有两个方向的"信息流",从筛查到诊断评定的残疾人识别信息流以及从评定到服务的残疾人管理信息流:残疾人识别信息流始于基本公共卫生服务筛查所形成的数据,经过不断的上报、核实(对于0—6岁儿童还有一项复筛的工作)形成疑似残疾儿童/人信息,最终通过诊断评定得到残疾人信息,在区、县、市一级残联将信息汇总后,继续上报,最终到达省、全国残联的层面,实现了"及时、准确、全面地掌握残疾发生和致残原因的变化情况",为完善残疾预防工作提供了技术支持。残疾人管理信息流始于残疾诊断评定机构所形成的残疾人信息,得到诊断结果和康复建议后,0—6岁残疾儿童信息层层反馈递送到基本公共卫生服务机构之中,指导对残疾儿童的康复衔接和对高危人群的追踪与管理;7岁及以上残疾人群信息只反馈到区、县、市一级残联,对这一部分人群同样进行康复衔接与高危人群追踪管理的工作。此外,在残疾人识别信息流中,我们无法保证初筛、复筛以及诊断评定所得到的结果都是正确的,但每一级机构会对下一级信息上报的机构的数据进行数据核查,并将核查结果反馈给信息上报的机构,可以起到工作管理的作用,但我们可以看到这一部分信息流的方向与残疾人识别信息流相反。

　　综上,对于残疾报告制度,我们认为其具有筛查、诊断评定和信息传递三个基本内容。筛查作为诊断评定的基础;诊断评定产生最终的数据;信息传递产生于每一步工作之中,连接了整个制度的各项工作,除了实现残疾报告制度的主要目标外,还起到了工作管理的作用。

二、方法

上文中我们介绍了残疾报告制度的内容,而对于每一项工作由什么部门依据何种技术规范进行工作,产生何种工作结果(主要是数据),对于下一步工作有何指导作用都尚未涉及。下文以工作机构作为分类,对以上内容进行介绍。

0—6 岁儿童残疾初筛机构:职能机构为承担基本公共卫生服务的医疗卫生机构(社区卫生服务中心、乡镇卫生院),在对辖区内儿童进行健康检查的同时(婴儿期至少 4 次,分别在 3、6、8 和 12 月龄;3 岁及以下儿童每年至少 2 次,每次间隔 6 个月,时间在 18 月龄、2 岁、2 岁半和 3 岁;3 岁以上儿童每年至少 1 次)开展儿童残疾初筛;使用儿童发育预警征筛查表、国际标准视力表/对数视力表、儿童图形视力表重点对视力、听力、肢体、智力以及孤独症谱系障碍五类残疾儿童进行筛查,各类残疾的具体筛查方法见表 3-1。

表 3-1　残疾初筛方法(0—6 岁儿童)

残疾类型	方法
视力	眼外观检查:检查有无眼部结构的畸形或缺损、角膜或瞳孔区发白、眼球震颤等。 视力筛查:0—3 岁儿童应用儿童预警征筛查表进行筛查,4—6 岁儿童采用视力表进行视力检查。
听力	耳外观检查:检查有无外耳畸形、外耳道异常分泌物、外耳湿疹等。 听力筛查:0—6 岁儿童应用儿童预警征筛查表进行筛查,相应筛查年龄段的声音或语言相关条目呈现阳性,则提示有听力异常的可能。
肢体	肢体检查:观察儿童背部体表有无囊性膨出物、有无内翻足或肢体残缺,以及发育性髋关节脱位的常见体征表现,如大腿或腿部皮纹不对称,双侧下肢不等长,两侧臀部不等宽,一侧下肢持续处于外旋状态,走路跛行呈"鸭步"等。 肢体残疾筛查:0—6 岁儿童应用儿童预警征筛查表进行筛查,相应筛查年龄段任何一条预警征象未通过,提示有发育偏异的可能。
智力	智力残疾筛查:0—6 岁儿童应用儿童预警征筛查表进行筛查,相应筛查年龄段任何一条预警征象未通过,提示有发育偏异的可能。

（续表）

残疾类型	方法
孤独症	孤独症筛查:0—6岁儿童应用儿童预警征筛查表进行筛查,相应筛查年龄段任何一条预警征象未通过,提示有发育偏异的可能。

注:表格内容整理自《关于印发全国残疾预防综合试验区创建试点工作相关技术方案的通知》(全康办〔2018〕6号)中的《全国残疾预防综合试验区重点干预项目儿童残疾筛查与诊断技术方案(试行)》附件内容。

通过以上方法进行筛查后,如果被筛查的儿童未通过儿童发育预警征筛查表,或是在视力方面,眼部结构明显畸形或有病变、视力检查双眼最佳视力低于0.3、根据病史和行为判断疑似视野缩小者;或在听力方面未通过新生儿听力筛查者,都应当转介至复筛机构;此外,对于其中有明显各类残疾的儿童应当直接转介至诊断机构。在进行转介前,初筛机构工作人员需填写《0—6岁儿童发育初筛未通过登记表》,其中包含的信息有:儿童身份证号、儿童姓名、儿童性别、儿童出生日期、家长姓名、家庭住址、联系电话、初筛未通过类型(视力、听力、肢体、发育)、转介情况(转介复筛、转介诊断、拒绝转介、失去联系)、登记日期,以记录辖区内0—6岁初筛未通过儿童的初筛结果以及转介信息,并将此类信息定期汇总上报至复筛机构;需要注意的是对于智力和孤独症的筛查,仅使用预警征的方法无法做到区分,因此在初筛阶段合并为"发育"一类,在复筛机构进行进一步筛查、区分;此外,初筛机构工作人员还需填写《0—6岁儿童发育初筛转介单》,以帮助儿童家长前往指定转介机构进行复筛、诊断。

最后,初筛机构还需要接收来自复筛机构对诊断通过的残疾儿童的诊断结果和康复意见,作为执行机构负责残疾儿童的康复衔接,保证他们均可以接受康复服务。对于诊断未通过的疑似残疾儿童,初筛机构要对他们进行定期的追访并督促其家长带疑似残疾儿童定期体检,若发现问题及时上报。

0—6岁儿童残疾复筛机构:职能机构为区(县)级妇幼保健机构,对持有《0—6岁儿童发育初筛转介单》的儿童进行复筛,此外复筛机构还会收到来自初筛机构上报的《0—6岁儿童发育初筛未通过登记表》信息,复筛机构通过对登记表信息进行核查,通知自愿接受转介复筛但未前来进行复筛的儿童家长,对此类儿童进行复筛。对于5类残疾使用相应的工具以及方法进行筛查,具体见表3-2。

表 3-2 残疾复筛工具及方法（0—6 岁儿童）

残疾类型	工具	方法
视力	聚光手电灯、红球、视力表	眼外观检查:检查有无眼部结构的畸形和缺损、角膜或瞳孔区发白、眼球震颤等。 视力检查:根据儿童年龄选择相应的视力复筛方法,如光照反射、瞬目反射、红球实验、眼球追随运动、视力检查表等。 对照视野检查:对于疑似视野缩小并能配合检查的儿童进行对照视野检查。
听力	电耳镜、便携式听觉评估仪、筛查型耳声发射仪、声级计	电耳镜检查:检查有无外耳道、鼓膜异常。 听力检查:采用便携式听觉评估仪,以及筛查型耳声发射仪或自动听性脑干反应进行听力检查。
肢体	小儿智能发育筛查（DDST）或 0—6 岁儿童发育筛查（DST）,小于 1 岁儿童增加 0—1 岁小儿神经运动 20 项检查	复筛方法:操作人员需严格按照标准化发育筛查表操作指导语实施。筛查结果为可疑时给予指导性干预意见,需在 1 个月内复查,以排除因养育方式不当造成的儿童暂时性发育落后。
智力	小儿智能发育筛查量表（DDST）或 0—6 岁儿童发育筛查表（DST）	复筛方法:操作人员需严格按照标准化发育筛查表操作指导语实施。筛查结果为可疑时给予指导性干预意见,需在 1 个月内复查,以排除因养育方式不当造成的儿童暂时性发育落后。
孤独症	修订版孤独症筛查量表（M-CHAT）、孤独症行为量表（ABC）	复筛方法:对于 18—24 个月龄儿童首选 M-CHAT 进行筛查,量表中项目 11、18、20、22 回答"是",其余项目回答"否"视为筛查不通过;对于 ABC,总分≥53 分提示存在可疑孤独症症状,≥67 分明确存在孤独症症状。

注:表格内容整理自《关于印发全国残疾预防综合试验区创建试点工作相关技术方案的通知》（全康办［2018］6 号）中的《全国残疾预防综合试验区重点干预项目儿童残疾筛查与诊断技术方案（试行）》附件内容。

根据以上工具、方法进行筛查后,未通过以上各类筛查方法者,复筛机构要对其进行初步残疾分类,为疑似残疾儿童提供早期干预指导服务,并转介至诊断机构。在进行转介前,复筛机构工作人员应填写《0—6 岁儿童发育复筛未通过和诊断登记表》,除包含《0—6岁儿童发育初筛未通过登记表》的内容外,还加入了初筛机构、复筛未通过类型、转介情况(转介诊断、拒绝转介、失去联系)、诊断结果(正常、疑似孤独症、残疾类型、家长是否愿意接受康复)、登记日期、转归情况(转介残联、拒绝转介、失去联系),以记录辖区内0—6岁复筛未通过儿童的复筛结果以及转介信息,并将以上信息定期汇总上报至诊断机构;同时复筛机构应将复筛及诊断结果反馈至初筛机构,管理、指导其工作。

复筛机构工作人员还需填写《0—6岁儿童发育复筛未通过个案登记表》以及《0—6岁儿童发育诊断二联转介单》。其中个案登记表除包含儿童基本信息外,还有对于某类残疾进行复筛后得到的详细指标,家长带孩子进行诊断时会携带此表,以作为诊断机构进行诊断前的参考。二联转介单分为《0—6岁儿童发育诊断申请单》和《诊断机构0—6岁儿童发育诊断结果反馈单》两部分,申请单与初筛转介单内容相似,并且也用作进一步转介(至诊断)的凭证;反馈单需要诊断机构完成诊断后填写诊断结果以及康复意见,复筛机构接收后进行核实,分析复筛结果与诊断结果不符的儿童,总结经验,并将这部分信息进一步向下传递到初筛机构中,以开展残疾儿童的康复衔接和诊断未通过疑似残疾儿童的追踪管理工作。

0—6岁儿童残疾诊断机构:职能机构没有明确的对应医疗机构,除了需要与初筛、复筛机构同样具备卫生计生部门颁发的《医疗机构执业许可证》外,还要经过省(自治区、直辖市)卫生计生行政部门和残联的联合认定,一般为市级及以上妇幼保健医院、儿童医院。对持有《0—6岁儿童发育诊断二联转介单》的儿童进行复筛,并对上报的《0—6岁儿童发育复筛未通过登记表》信息进行核查,通知自愿接受转介诊断但未前来进行诊断的儿童家长前来,为儿童进行诊断。对于各种残疾儿童的诊断方法具体见表3-3。

表3-3 残疾诊断方法(0—6岁儿童)

残疾类型	方法
视力	视力检查:2岁以下儿童使用条栅视力表,不能配合检查的儿童使用数指检查或实物测定法;3—6岁儿童采用国际标准视力表或对数视力表,或者儿童图形视力表检查双眼远视力。 诊断性验光:经过睫状肌麻痹,检影验光,确定最佳矫正视力。 眼部检查:包括裂隙灯、眼底镜检查和/或眼底照相,确定致盲性眼病。 视野检查:对疑似视野缩小并能够配合检查的儿童进行视野检查,以确定视野范围。

（续表）

残疾类型	方法
听力	主观测听：在标准隔室内采用纯音听力计及相关装置进行行为测听。0—6个月儿童采用听觉行为观察法；6个月—3岁儿童采用视觉强化测听法；3—5岁儿童采用游戏测听法；5—6岁儿童采用纯音测听法。 客观测听：采用脑干诱发电位、耳声发射、声导抗等进行客观测听。 结合主观测听结果进行综合听力学诊断。
肢体	脑瘫的诊断：依据持续存在的中枢神经系统障碍、运动及姿势发育异常、反射发育异常、肌张力及肌力异常的检查结果，参考病史、高危因素进行脑瘫诊断，必要时结合头部影像学（CT或MRI）检查进行病因学诊断。采用脑瘫粗大运动评估以及脑瘫粗大运动功能分级系统进行运障碍的评估和分级。 发育性髋关节脱位的诊断：询问病史，了解发育性髋关节脱位的高危因素；结合专科体检以及辅助检查进行诊断。6个月以下儿童采用超声检查（Graf方法或/和Harcke方法），6个月以上儿童拍双髋关节X光正位片。 其他肢体残疾的诊断：通过病史询问、临床体征检查以及辅助检查进行诊断。
智力	采用Gesell发育诊断量表对儿童智力状况进行诊断，处于边界值或检查不配合的儿童，应结合婴儿—初中学生社会生活能力量表诊断结果确定智力残疾及其分级；1岁以内儿童除了已经确诊患有影响智能发展的疾病或综合症时，原则上不做智力残疾诊断，可诊断为发育迟缓。
孤独症	主要通过详细的病史询问、行为观察、体格检查、标准化儿童孤独症诊断或诊断表来完成。依据《精神疾病诊断与统计手册（第五版）》（DSM-V）孤独症的诊断标准进行诊断。按照DSM-V要求尚不足以诊断为孤独症的3岁以下儿童，评估为通过者判定为疑似孤独症。

注：表格内容整理自《关于印发全国残疾预防综合试验区创建试点工作相关技术方案的通知》（全康办［2018］6号）中的《全国残疾预防综合试验区重点干预项目儿童残疾筛查与诊断技术方案（试行）》附件内容。

疑似残疾儿童通过诊断机构的诊断，可以最终确定残疾类型。对于诊断通过的残疾儿童，要为其提供早期干预指导康复和医疗需求的信息服务；对于诊断未通过的疑似残疾儿童，由于他们已经具有某类残疾的症状，作为残疾的高危人群应当重点关注。诊断机构工作人员需填写《诊断机构0—6岁儿童残疾诊断结果登记表》，最终将所有残疾儿童的信息登记在册；同时上文中已经提到诊断机构工作人员还需填写《0—6岁儿童发育诊断二联转介单》的《诊断机构0—6岁儿童发育诊断结果反馈单》部分，即残疾儿童的诊断结果和康复意见，连同《信息登记表》一同反馈到复筛机构，指导管理其工作，并最终将信息传递至初筛机构,完成对残疾儿童的康复转介和未通过的疑似残疾儿童的追踪与管理。

　　7 岁及以上人群残疾筛查机构:职能部门为承担基本公共卫生服务的社区卫生服务中心(站)、乡镇卫生院、村卫生室。在建立居民健康档案、开展残疾人精准康复服务、家庭医生签约服务、居民健康体检等服务过程中,根据《7 岁及以上人群残疾筛查问卷》对接受卫生服务的居民家庭中所有家庭成员进行筛查,筛查问卷如下:

表 3-4　残疾筛查问卷(7 岁及以上人群)

指导语:下面就您家庭全部成员的健康情况询问几个问题,请你们配合!
1. 您家庭全部成员中是否有人存在视力问题(看不清或看不见东西)?
2. 您家庭全部成员中是否有人存在听力问题(在背后提问是否能正确应答)?
3. 您家庭全部成员中是否有人存在不会说话、说不清楚或言语交流障碍?
4. 您家庭全部成员中是否有人在: (1)行走、站立、蹲坐、爬楼梯时有困难? (2)用手拿东西或写字、洗漱、穿衣等日常生活动作有困难?
5. 您家庭全部成员中是否有人存在: (1)不能完成正常学习活动(上学晚,成绩差,留级或中途退学)? (2)生活能力差,工作能力差,需要他人帮助?
6. 您家庭全部成员中是否有人存在: (1)记忆力差(爱忘事)? (2)集中注意力有困难(爱走神)? (3)难以控制自己的情绪(喜怒无常、过分高兴或过分不高兴)? (4)言语、行为常人不能理解和接受(疑心病、自言自语、幻觉)? (5)经常空腹饮酒(每周不少于 5 次)?过量服用安眠类药物? 如果年龄在 7—17 岁,请加问以下问题: (1)缺乏目光对视,听而不闻? (2)孤独离群,兴趣狭窄,常常着迷于刻板重复的活动? (3)语言障碍或非语言交流障碍?

　　注:表格内容整理自《关于印发全国残疾预防综合试验区创建试点工作相关技术方案的通知》(全康办[2018]6 号)中的《全国残疾预防综合试验区建立残疾报告制度工作规范(试行)》附件内容:《7 岁以上人群残疾筛查问卷》。

　　可以看到,问卷的 6 个部分分别对应着视力、听力、言语、肢体、智力、精神残疾,筛查机构工作人员向被调查者逐个询问 6 部分问题后,填写《7 岁及以上人群残疾筛查信息登记表》，需要填写被调查者家庭中每个成员的信息，其中包含的信息有编号、筛查时间、姓名、性别、出生日期、民族、户口类型、受教育程度、婚姻状况、筛查结果（筛查问卷任何一个问题回答为"是"，则在对应的家庭成员这一条信息后填写"阳性"，否则填写"阴性"）、是否领取低保。通过填写信息登记表，可以了解辖区内 7 岁及以上接受残疾筛查人群的相关信息。对于筛查结果为阳性的个体（疑似残疾人），经本人知情同意后，继续填写《7 岁及以上疑似残疾人信息登记表》，其中包含的信息除疑似残疾人基本信息外，还新加入了家庭住址、联系电话（需详细填写，以保证后续工作的开展）、疑似残疾类型、是否接受残疾评定、知情同意签字（经疑似残疾人或者监护人同意将疑似残疾相关信息报送残联并接受残疾评定后，由疑似残疾人或监护人签字确认）等几类信息，用于登记筛查区域内 7 岁及以上疑似残疾人的筛查结果。《7 岁及以上人群残疾筛查信息登记表》以及《7 岁及以上疑似残疾人信息登记表》的信息由筛查机构每季度进行汇总并上报至街道（乡镇）残联。

筛查机构还要接收来自街道（乡镇）残联对上报信息数据质量检查后的反馈，对有问题的数据需总结经验改进工作。

7 岁及以上人群疑似残疾信息报送机构：职能机构为筛查机构辖区所在的街道（乡镇）残联。报送机构在收到来自筛查机构的《7 岁及以上人群残疾筛查信息登记表》和《7 岁及以上疑似残疾人信息登记表》的汇总信息后，经过信息质量检查（如筛查信息登记表中筛查结果为阳性的个体是否在疑似残疾信息登记表中均有信息，同一被调查者在两个登记表中的编号是否一致且符合规范，被调查者各类基本信息是否填写完备、家庭住址和联系方式信息是否详细等），反馈至筛查机构确认信息无误后报送至区、县、市残联。（由于目前残疾报告制度处于试点阶段，在文件中对于区、县、市残联统一称为"试验区残联"，实际上表达的含义一致。）

7 岁及以上人群疑似残疾评定工作（机构）：这一项工作流程中实际上包含了两个机构——区、县、市残联以及残疾评定机构。区、县、市残联收到疑似残疾信息报送机构上报的有关疑似残疾人信息后，对信息进行核对，依据《中华人民共和国残疾人证管理办法》有关规定，组织（自愿接受残疾评定的）疑似残疾人到残疾评定机构进行评定,残疾评定机构为省级卫生计生委和残联指定的医院或专业机构,评定标准为中华人民共和国国家标准《残疾人残疾分类和分级》(GB/T 26341-2010),按照标准做出明确的残疾类别和等级评定结论,反馈至区、县、市残联后,由此机构将残疾人信息录入第二代残疾人管理系统,并填写《7 岁及以上疑似残疾人群残疾评定结果登记表》。此表在《7 岁及以上疑似残疾人信息登记表》的基础上加入了接受评定时间、残疾评定机构、残疾评定结果、致残原因(依据现有的残疾评定标准)、是否录入残疾人基本信息系统的信息,对于未通过残疾评定的疑似残疾人,以上新加入的信息留空但保留基本信息。

区、县、市残联接收到来自评定机构的评定结果后,对于通过残疾评定的残疾人进行康复衔接,保证其可以及时接受康复服务;对于未通过残疾评定的高危人群进行信息追踪和管理,定期对其近况进行反馈更新,实时监控高危人群残疾发展进程。此外,还要将残疾筛查人群信息、疑似残疾人信息以及疑似残疾人评定结果信息经过汇总整理后上报至省级残联,省级残联汇总后上报至中央项目组。

第四章　残疾报告制度与中国人口健康的可持续发展

WHO 在《世界卫生组织 2014—2021 年全球残疾问题行动计划：增强所有残疾人的健康》中指出，残疾是一个全球公共健康问题，也是人类权利和发展的优先领域。对于残疾人来说，残疾意味着在其整个生命历程中面临着获得健康及相关服务方方面面的障碍，意味着与他人相比更不好的健康结局。因此，开展残疾预防，实施残疾报告制度，对人口健康的可持续发展有着重要意义。

第一节　残疾预防与人口健康的可持续发展

一、中国的人口转变与健康转变

从中国人口发展历程来看，自改革开放以来，伴随着经济的迅速发展，我国经历了快速的人口转变，与此同时，这两者的共同作用使得我国人口也经历了快速的健康转变①。无论是人口转变还是健康转变，对于国家人口健康和人口可持续发展来说都产生了巨大的影响，对国家人口战略带来了新挑战，提出了新要求。

---

① 郑晓瑛,宋新明.中国人口转变、经济发展与慢性病增长.中国高校社会科学,2014,(4):109—118+159.

1. 中国的人口转变对人口健康的影响

人口转变是指降低人口的生育率、出生率和自然增长率,消解人口增长势能,从"人口转变增长"过渡到"人口惯性增长",最终实现人口的低增长、零增长甚至负增长。[①] 中国的人口转变始于 20 世纪 50 年代初期,中国的人口出生率从 1950 年的 3.7% 下降到 2000 年的 1.4%,总和生育率从 90 年代初期开始下降到更替水平以下,实现了人口再生产类型的历史性转变。中国人口转变的迅速性,尤其是 20 世纪 70 年代以来出生率从高水平迅速降低,导致了人口老龄化的迅速到来。[②]

就中国目前人口转变的现状而言,随着生命周期的展开,我国的人口发展已经进入了"风险积累"和"风险爆发"并存的发展阶段,人口问题也随之发生重大转型:增长型人口问题正在转变为结构型人口问题、环境型人口问题和政策型人口问题。[③]

从对人口健康的影响来说,主要体现在两个方面:一是人口转变所带来的慢性病易患人数的增长;二是人口老龄化推动慢性病增长的相对作用。慢性病发生的一个显著特点是随着年龄的增加而显著升高,逐步加快的人口老龄化将会导致慢性病易患人数的急剧增加。与此同时,尽管人口老龄化是慢性病增长的重要因素,但是慢性病危险因素的变化也是较为重要的推动力。伴随着不健康生活方式的流行,慢性病发病年轻化和青、中年人群慢性病增长的趋势也对我国劳动生产力造成了影响。[④]

2. 中国的健康转变对人口健康的影响

改革开放以来,中国人口的健康水平也发生了令人瞩目的变化。预期寿命的延长,婴儿死亡率与孕产妇死亡率的降低,传染病的控制等方面都取得了较高的成就。但与此同时,中国人口也经历了显著的健康和疾病模式转变,心脑血管

---

① 穆光宗.中国人口转变的风险前瞻.浙江大学学报(人文社会科学版),2006,36(6):25—33.

② 郑晓瑛,宋新明.中国人口转变、经济发展与慢性病增长.中国高校社会科学,2014,(4):109—118+159.

③ 同①.

④ 同②.

疾病等慢性非传染性疾病取代传染病成为人口致死和致残的主要原因。[①]

伴随着健康转变,中国人口健康问题的性质也发生了显著变化,带来了前所未有的挑战。随着人口结构、膳食结构、职业结构、工作和生活方式的变化,疾病模式发生了显著变化。慢性病已成为影响中国人口健康的主要疾病,遗传性疾病和出生缺陷所致的疾病负担日益突出,东西部区域差异趋于扩大。可以说,中国面临着新老传染病、传染病和慢性非传染病、营养缺乏和营养过剩、传统生活方式和现代生活方式的同时挑战,加之人口、社会经济、环境等因素迅速变化的共同作用,人口健康问题更为复杂。[②]

应对当前复杂的人口健康问题,促进人口健康的可持续发展,需要我们有更为全面的视角。从健康生态学的视角来看,健康的决定因素包含三个方面:生物学因素、行为因素和环境因素。人口健康是三类因素共同作用的结果。[③] 未来的健康政策和健康干预都不应该只关注疾病或是疾病的某一方面,而应该考虑到其背后更为复杂的行为、社会和环境因素,以健康生态学视角来指导新时期的公共卫生实践。

二、残疾预防与人口健康

在 1976 年,WHO 就提出:单有残疾康复是不够的。1981 年,世界性残疾预防会议拟定的《里兹堡宣言》中指出,“大多数残疾的损害是可以预防的”;且在同年,WHO 就把残疾预防工作列为全球残疾工作采取的首项战略任务,包括在“人人享有保健”的战略目标的内涵中[④]。从 20 世纪末至今,残疾预防一直是国际残疾人事务和公共卫生领域的行动目标之一,其工作性质超过了卫生保健任务的范围,是与社会和人类总体发展有关的一项根本性任务,是提高一个国家人口健康,进而提高人口素质和综合竞争力的基础性工作之一[⑤]。

近三十年来,我国残疾预防事业在残疾预防措施等政策干预下取得了较高

---

① 穆光宗.中国人口转变的风险前瞻.浙江大学学报(人文社会科学版),2006,36(6):25—33.

② 郑晓瑛,宋新明.人口健康与健康生态学模式.世界环境,2010,(4):29—31.

③ 同②.

④ 卓大宏.中国残疾预防学.华夏出版社,1998.

⑤ 程凯.加强残疾预防是发展残疾人事业的一项重大任务.残疾人研究,2011,(1):13—17.

的成就。一方面,残疾人口规模得到了一定程度的控制。两次残疾人口调查数据结果显示,1987—2006 年间,虽然总体残疾的现患水平有所上升,但从分年龄组的残疾现患率来看,部分年龄组内残疾现患率是下降的,低龄组(5—20 岁)和高龄组(75 岁及以上)的残疾现患率均出现明显下降。另一方面,对特定致残因素的预防取得了良好的成效:基本控制和接近消灭致残性传染病;不断矫正营养不良和微量元素缺乏;进行出生缺陷干预以减少先天残疾的发生;加强妇幼卫生和优生优育工作,开展先天性残疾预防;积极开展康复医疗,加强二级和三级预防,减少残疾和残障[①]。这都极大地促进了我国人口健康水平的提高,有助于我国人口健康稳定、可持续发展。

《"健康中国 2030"规划纲要》指出:全民健康是建设健康中国的根本目的。立足全人群和全生命周期两个着力点,提供公平可及、系统连续的健康服务,实现更高水平的全民健康。[②] 考虑到中国人口转变与健康转变带来的挑战,结合未来国家健康发展趋势和要求,无论是生命历程视角还是群体健康视角,残疾预防都对我国人口及其群体健康的可持续发展有着极其重要的意义。

1. 生命历程视角:残疾预防与人口健康

(1)出生缺陷干预与人口健康

出生缺陷是指婴儿出生前发生身体结构、功能或代谢异常,这是导致早期流产、死胎、婴幼儿死亡和先天残疾的主要原因。出生缺陷的病种多,病因复杂,目前已知的出生缺陷超过 8000 种,基因突变等遗传因素和环境因素均可导致出生缺陷发生[③]。根据 WHO 估计,全球低收入国家的出生缺陷发生率为 6.42%,中等收入国家为 5.57%,高收入国家为 4.72%[④]。我国出生缺陷发生率与世界中等收入国家的平均水平接近,但由于我国人口基数比较大,因此每年新增的出生缺陷病例总数也很庞大。根据国家卫生部发布的《中国出生缺陷防治报告

---

① 崔斌,陈功,郑晓瑛.中国残疾预防的转折机会和预期分析.人口与发展,2012,18(1):74—82.

② 中国共产党中央委员会,中华人民共和国国务院."健康中国 2030"规划纲要.中国实用乡村医生杂志,2017,24(7).

③ 关于印发全国出生缺陷综合防治方案的通知.中华人民共和国国家卫生健康委员会会报,2018,(08):103—105.

④ 中华人民共和国卫生部.中国出生缺陷防治报告(2012),2012.

（2012）》，我国出生缺陷总发生率约为 5.6%，以全年出生数 1600 万计算，每年新增出生缺陷数约为 90 万例①。

　　出生缺陷问题是一个全球性的重要人口健康问题。这主要体现在几个方面：第一，出生缺陷渐渐成为婴儿死亡的主要原因。在发达国家，出生缺陷已经是婴儿死亡的第一位原因。在我国，这一趋势也慢慢显现出来，出生缺陷在全国婴儿死因构成比中从 2000 年的第 4 位上升至 2011 年的第 2 位，达到 19.1%②。第二，出生缺陷是儿童残疾的重要原因。国际研究显示，患有出生缺陷的儿童约30% 在 5 岁前死亡，40% 为终生残疾。在我国的残疾人口中，先天性致残者约814 万，占残疾人总数的 9.6%③。第三，生命早期的健康和发展还会影响个体一生的健康和发展。因此，出生缺陷对整个国家人口素质、人力资本和人力资源的健康储量都有重大影响。

　　出生缺陷是影响我国人口素质的重要原因。据研究表明，全国每年出生的先天残疾儿童约占每年出生人口总数的 4%—6%，出生缺陷人群会给家庭和社会造成极大的负担，除了可估算的经济负担外，还有给家庭带来的不可估量的精神负担④。如果人口的出生质量不能得到根本改善，先天残疾的数量会不断地累加，直接影响人口结构和质量，成为社会发展进步的沉重负担和制约可持续发展的严重障碍⑤。预防和减少出生缺陷，是提高出生人口素质、推进健康中国建设的重要举措，是坚持以人为本、促进经济社会可持续发展的内在要求⑥。

　　（2）残疾预防与劳动力人口健康

　　对于残疾发生风险的年龄分布来说，中国人口中残疾发生风险率在婴幼儿时期较高，在 6—59 岁之间的残疾发生风险率较低，但随着年龄的增长而加速增

---

　　① 中华人民共和国卫生部.中国出生缺陷防治报告（2012）,2012.

　　② 同①.

　　③ 同①.

　　④ 丁峰,马旭,宋新明,郑晓瑛.出生缺陷预防的社区健康管理.第五届全国优生科学大会论文汇编,2000.

　　⑤ 郑晓瑛.实施出生缺陷干预战略的思考与建议.中国计划生育学杂志,2001,9(2):77—80.

　　⑥ 关于印发全国出生缺陷综合防治方案的通知,中华人民共和国国家卫生健康委员会公报,2018,(08):103—105.

大①。在劳动力年龄人口阶段,残疾预防主要关注两个部分,一是对育龄人口的影响,二是对高危职业人口的影响。

这一阶段的人口健康尤其体现在育龄妇女的健康上。一方面,妇女健康同时关系到下一代的健康;另一方面,妇女的生育周期同时也恰在妇女的工作周期。所以妇女的职业安全与健康促进直接影响着妇女本身与儿童的生育健康。② 妇女儿童健康是全民健康的重要基石,《国民经济和社会发展"十三五"规划纲要》和《"健康中国 2030"规划纲要》都将母婴安全和儿童健康作为重要内容,明确提出要实施母婴安全计划和健康儿童计划。《国家残疾预防行动计划(2016—2020)》指出,要加强婚前、孕前健康检查,加强对严重遗传性疾病、指定传染病、严重精神障碍的检查并提出医学意见。实施孕前优生健康检查,为计划怀孕夫妇提供健康教育、医学检查、风险评估、咨询指导等孕前优生服务,推进补服叶酸预防神经管缺陷。除此之外,重点做好待孕夫妇、孕期妇女的劳动保护,积极开展心理健康促进工作,加强对致残性精神疾病的筛查识别和治疗康复。这些预防措施既保护了育龄人口的基本权利,增进了育龄人口,尤其是育龄妇女的健康,也减少了出生缺陷和儿童残疾的发生。

(3) 残疾预防与老年人口健康

全球老龄化对残疾趋势有重要影响,因为在老龄阶段会有更高的残疾风险,这反映的是疾病、创伤和慢性疾病等健康风险终生累积的结果。

根据 2006 年第二次全国残疾人抽样调查数据推算,60 岁及以上老年残疾人数为 4416 万人,老年残疾人占老年人口的 24.43%,老年残疾人数占全国残疾人数的 53.23%,老年残疾率是总人口残疾率的 3.85 倍③。不仅如此,在 60 岁以上残疾发生风险率会快速上升,60 岁时的残疾发生风险率超过 1%,80 岁时超过 9.5%,到 84 岁时达到 16%④。老年残疾人数的增加是残疾人口数增加的重要原

① 王金营,张翀.中国人口残疾发生风险估计及生命表分析——基于第二次全国残疾人抽样调查数据的研究.人口研究,2009,33(3):20—31.

② 郑晓瑛.妇女的职业安全与生育健康.妇女·环境·健康——妇女与环境研讨会论文集,2000.

③ 杜鹏,杨慧.中国老年残疾人口状况与康复需求.首都医科大学学报,2008,29(3):262—265.

④ 王金营,张翀.中国人口残疾发生风险估计及生命表分析——基于第二次全国残疾人抽样调查数据的研究.人口研究,2009,33(3):20—31.

因,伴随人口老龄化的发展,残疾人口老龄化、老年人口残疾化将愈加明显,极大地影响了老年人群的整体健康水平。老年残疾预防对老年人口健康的影响,体现在以下几个方面:

第一,对人口健康预期寿命的影响。无论是慢性病、残疾还是失能,都会对老年人口的健康预期寿命造成影响。在中国,非传染病的DALYs已占58.18%,非传染病中恶性肿瘤占17.54%,循环系统疾病,如脑血管疾病等占15.7%[①]。因此,有效预防和管理慢性病,有助于减少疾病或残疾所致的寿命损失,提高人口健康水平。从另一个角度来说,人口健康寿命的缩短主要受老年人残疾发生风险率高的影响,延长人口健康寿命必须关注老年人的健康和残疾发生状况[②]。

第二,对疾病负担的影响。某种疾病所导致的疾病负担取决于该疾病患病率的高低和该疾病致残作用的强弱,所以要有效降低慢性病导致的残疾负担,一方面要有效降低致残慢性病的发生率,另一方面要有效降低致残慢性病的致残作用,减少和推迟残疾的发生[③]。通过健康促进、健康管理、疾病管理等预防手段,实现控制慢性病危险因素、及时发现并管理高风险人群、提高慢性病诊治与康复效果,可以降低主要致残慢性病的发生风险、致残率和残疾程度,减少疾病负担。

综上所述,实施残疾预防可以促进全生命周期人口的健康,残疾预防策略应当是一个面向全人群的终生预防。对于个人和家庭而言,残疾预防贯穿每个人的一生,覆盖每个家庭成员,每个人、每个年龄段都应该具备相应的残疾预防知识,这既是面向全人群的残疾预防策略,也是提高全民素质的重要措施。

2. 群体健康视角:残疾预防与人口健康

群体健康的视角主要着眼于残疾人可能经历的不同疾病,以及可能对残疾人群造成健康差异的影响因素。越来越多的证据表明,残疾人作为一个群体,较

---

① 张安玉.慢性病与危险因素的疾病负担分析——残疾调整生命年及其意义.中国慢性病预防与控制,2006,14(5):305—307.

② 王金营,张翀.中国人口残疾发生风险估计及生命表分析——基于第二次全国残疾人抽样调查数据的研究.人口研究,2009,33(3):20—31.

③ 宋新明,周勇义,郭平,等.中国老年人慢性病的致残作用分析.人口与发展,2016,22(3):79—83.

之普通人,健康状况更差。残疾预防所带来的降低残疾率的结果本身就有助于促进人口健康。

(1)残疾人的健康风险

根据《世界残疾报告》,残疾人的健康风险主要体现在几个方面①:

第一,继发性疾病风险。继发性疾病是在基础情况下所附加的状况,与基本疾病的发生之间存在间隔。继发功能状况可能减少功能、降低生活质量、增加卫生保健的成本,甚至导致提前死亡。例如,抑郁症是残疾人常见的继发性疾病;患有脑性瘫痪的儿童和成人、脊柱裂儿童和脊髓灰质炎后遗症等的成人都曾表示有疼痛;骨质疏松症在脊髓损伤、脊柱裂或脑性瘫痪患者中十分常见。

第二,合并病症风险。合并病症是与基本病症独立的一种附加情况。一方面,残疾人合并病症的检出和治疗往往不好管理,而且可能还会产生"诊断遮蔽"。另一方面,残疾人由于行为危险因素的增加,更有可能增加患慢性病的风险。

第三,与年龄相关的病症伤害。残疾人的老龄化过程比普通人开始得更早。《世界残疾报告》中就指出,"有发展性残疾的人在他们四五十岁的时候,就过早地出现老化的征兆,他们可能更频繁地经历与年龄相关的病症"。与此同时,老龄化过程及其变化对残疾人可能会产生更大的影响。

第四,健康风险行为。有残疾的成年人所表现的健康行为某种程度上与普通人不同。有残疾的成年人可能有更高的吸烟率、更低的体育活动水平,相对存在更多的不良行为习惯。

第五,暴力伤害风险。残疾人与非残疾人相比,有更高的遭受暴力伤害的风险。这体现在针对残疾人的性虐待、针对处于机构中的智力残疾患者以及青少年的暴力。

第六,意外伤害风险。残疾人在交通事故、烧伤、跌倒以及与辅助器具相关的事故中会有更高的非致命性意外伤害风险。根据《世界残疾报告》,有研究发现患有自闭症、注意缺陷多动障碍等发展性残疾的儿童比没有残疾的儿童遭受

① 世界残疾报告.世界卫生组织,2011.

意外伤害的风险要高 2—3 倍。

第七,早逝风险。残疾人死亡率主要取决于相应的疾病。根据《世界残疾报告》,患有精神分裂症和抑郁症的患者早逝的风险分别增高 2.6 倍和 1.7 倍。

（2）残疾预防与群体人口健康

通过残疾预防,一方面可以降低残疾率,减少残疾规模;另一方面,可以通过早干预早康复,降低上述由残疾带来的继发风险。总体而言,残疾预防对群体健康的作用可体现在对人口健康储量和疾病危险潜力的影响。

人口健康储量是一个人口的群体抵御健康风险的能力。人口健康储量的代际交流是指人口健康储量在亲代和子代之间传递,亲代的健康风险可以表现为疾病状态,也可以是健康状态,若将风险传递给子代,就降低了子代的健康储量,人口出生缺陷就是典型的例子[1]。残疾预防实际上在改善亲代生物基础、非医学因素以及生存方式等方面都有助于提高群体抵御健康风险的能力,即增进人口的健康储量。与此同时,人口健康储量的代际交流又有助于人口健康的可持续发展。

疾病危险潜力是衡量疾病严重性的一个指标,可以反映人口健康储量和代际交流的事实,也可以由此而知总人口的人口健康水平的变动。一个健康事件发生后,会产生疾病本身强度的效应和社会危险潜力,这二者之间的互动潜力对疾病的生物效应有很大的影响,可以通过有效的综合干预发生不同的转归[2]。通过残疾预防,实际为在干预状态下来看待残疾的发生、传播、强度和危害,以此来验证干预效果,指导卫生资源的分配和利用。从长远来看,这种做法可以提高卫生资源的利用效率,提高健康获得的可及性,同时也可以在残疾发生后减缓残疾的强度,降低残疾的社会危险潜力,反作用于全人群的健康。

第二节 残疾风险与残疾发生的预防和控制

要预防和控制残疾风险与残疾发生,首先需要明确残疾的致残原因。致残

---

① 郑晓瑛.再论人口健康.人口研究,2003,27(4):13—24.
② 同①.

的原因多种多样,根据致残的作用和机理主要可分为三类:遗传和发育致残、环境和行为致残、外伤和疾病致残。遗传和发育致残与环境和行为致残之间的交互作用造成了先天性残疾,而环境和行为致残与外伤和疾病致残的交互作用造成了后天性残疾或获得性残疾。先天性残疾包括遗传性残疾和发育缺陷非遗传性残疾;获得性残疾包括传染病疾病致残、非传染性疾病(包括躯体疾病、精神疾病和营养失调)致残,和创伤及伤害致残[1]。

一、先天性残疾风险与残疾发生的预防和控制

1. 先天性残疾致残因素及风险

先天性残疾的致残因素可分为两大类:遗传因素和环境因素。遗传因素是指由于父母遗传而使得遗传物质发生病理改变,导致子代在出生时或发育过程中表现出形态与功能方面的异常。环境因素部分又可分为两部分:一是胎儿在子宫中发育的内环境,如妊娠的母亲患某些疾病、服用某些药物、某些营养素的不足或过多,以及接触各种致畸物质等对胎儿的影响;二是妊娠晚期、胎儿出生前及被娩出时的产科环境,如妊娠晚期合并症、并发症、异常分娩及产程中的各种损伤、缺氧等[2]。

(1) 常见致残遗传病

遗传病是导致先天性残疾的重要原因。目前已确定的遗传病种类已达4000 余种,人群中遗传病的发病水平为 3%—10%。虽然种类繁多,总发病率较高,但能够导致残疾的遗传病种类并不多,常见的致残性遗传性疾病包括[3]:

① 致盲遗传病:先天性白内障,影响视力,其遗传方式多为常染色体显性遗传,也可见常染色体隐性、性连锁隐性或多基因遗传;网膜母细胞瘤,幼年发病,为婴幼儿常见的恶性肿瘤,其遗传方式单侧多由于染色体畸变,双侧多由于常染色体显性;家族性遗传性视神经萎缩,本病预后差,病死率高,遗传方式多为性连锁隐性。

---

①　崔斌,陈功,郑晓瑛.中国残疾人口致残原因分析.人口与发展,2009,15(5):51—56.

②　卓大宏.中国残疾预防学.华夏出版社,1998.

③　同②.

② 致聋遗传病：先天性耳聋，常造成聋哑，遗传方式为常染色体隐性或是孕期接触致畸因素。

③ 运动障碍遗传病：软骨发育不全，遗传方式为常染色体显性；成骨不全，骨骼发育不全、畸形、骨质疏松、易骨折，30 岁以上常出现耳聋，遗传方式为常染色体显性或隐性；进行性肌营养不良，下肢无力、极易跌倒；抗维生素 D 佝偻病，一般为 1 岁开始发病，身高增长缓慢，下肢进行性弯曲，出牙缓慢，遗传方式为性连锁显性；重症肌无力，多见于 20—40 岁女性，肌肉活动异常、疲劳无力，可致瘫痪，遗传方式为多基因遗传。

④ 神经精神系统遗传病：小头畸形，常伴智力低下，遗传方式为常染色体隐性、染色体异常或多基因遗传；脊柱裂，脊椎骨缺损，重者可出现下肢瘫痪及大小便失禁，遗传方式为多基因遗传；肝豆状核变性，口齿不灵、癫痫发作，遗传方式为常染色体隐性遗传；癫痫，阵发性抽搐伴意识丧失，遗传方式为多基因遗传；精神分裂症，伴有情感和知觉障碍，遗传方式为多基因遗传。

⑤ 内分泌系统遗传病：垂体性侏儒，3 岁以后生长缓慢，身材矮小，遗传方式为常染色体隐性；呆小病（克汀病），体态呆笨，头发稀疏，皮肤干燥，发育迟缓，四肢短小，遗传方式为常染色体隐性遗传。

⑥ 血液系统遗传病：血友病，反复出血，症状出现越早，预后越差，遗传方式为性连锁隐性遗传；地中海贫血，慢性进行性贫血，伴特殊面容及脾肿大。

⑦ 先天代谢病：苯丙酮尿症，出生后 3—4 个月出现智力发育迟缓、抽搐、动作笨拙，遗传方式为常染色体隐性；半乳糖血症，出生后进奶数周出现呕吐、腹泻、脱水、智力发育障碍，遗传方式为常染色体隐性；白化病，皮肤色素缺乏并呈白色、毛发淡黄、虹膜呈蓝色、畏光、视力下降，遗传方式为常染色体隐性。

⑧ 心血管系统疾病：先天性心脏病，包括房间隔缺损、室间隔缺损、动脉导管未闭、主动脉狭窄与法氏四联征等，遗传方式为多基因遗传；肥厚性心脏病，主要表现为呼吸困难、心律失常、晕厥等，遗传方式为常染色体隐性遗传。

⑨ 性染色体异常综合征：先天性睾丸发育不全综合征，男性活婴中发病率为 1∶500，患者临床表现为阴茎短小、小睾丸、睾丸组织发育不全、无精子产生，部分病人可出现女性乳房、腋毛阴毛稀少、胡子稀疏、喉结不明显，有轻、中度智

力落后,病人的心情与体态在青春期表现出女性化;先天性卵巢发育不全综合征,女性活婴中发病率为 1∶2500,病人外表为女性,但卵巢萎缩、子宫发育不全,第二性征缺乏,体型矮小、面容呆板、有明显的颈蹼,病人可有智力发育落后表现及并发心、肾、骨骼等多种畸形;超雌综合征,病人外表为女性,但性发育幼稚,原发性无月经,精神淡漠,伴智力障碍;XYY 综合征,在男性中的发病率约为 1/750—1/1500,患者身材高大,皮肤多有结节状痣。

⑩　常染色体异常综合征:21 三体综合征(先天愚型)是最常见的染色体病,活婴中发病率约 1/600—1/700,有特殊的面部表情、睑裂小向外上斜、鼻梁低平、口唇宽大、经常伸舌、低位耳、短指及严重的智力低下;18 三体综合征(Edward 综合征),活婴中发病率约 1/4600,女孩多见,男女之比为 1∶4,表现为面小、眼小、眼睑下垂、小颌、低位畸形耳、胸骨短、骨盆小,大多数伴有先天性心脏病,绝大多数病人在出生后 6 个月内死亡。

(2)环境与先天性残疾[①]

与先天性残疾有关的环境因素包括孕期致残因素和产科致残因素。

孕期致残因素泛指胚胎形成时与发育过程中,导致先天性残疾的各种与妊娠有关的有害因素。包括孕期患微生物感染及各种慢性病、服药、营养缺乏,以及暴露于外环境中的各种物理、化学等环境有害物质。

孕期微生物感染包括:风疹病毒感染;巨细胞病毒感染;其他病毒感染,如感染单纯疱疹病毒等;发热性疾病。孕期患慢性病风险包括:糖尿病,原发性高血压,癫痫。孕期服药风险主要在于有些药物对胎儿有不良影响,如抗癌类药物、激素类药物,还有抗生素类药物等对胎儿都有损害。孕期营养风险主要在于营养素的缺乏:如蛋白质缺乏;脂质摄入过高或过低;孕妇体内缺镁;还有维生素类,如维生素 A、维生素 E、维生素 B、维生素 D_1、叶酸等缺乏。

产科致残因素主要包括妊娠晚期的合并症与难产。妊娠晚期合并症包括:妊娠合并高血压病;妊娠合并糖尿病;妊娠合并心脏病;妊娠合并贫血,最为常见的是缺铁性贫血;前置胎盘与胎盘早剥,处理不正确、不及时等。难产时则易发

---

①　卓大宏.中国残疾预防学.华夏出版社,1998.

生胎儿缺氧与产伤,并导致颅内出血、颅骨骨折、斜颈、臂下垂、先天性髋关节脱臼、足内翻等。

2. 先天性残疾风险的预防与控制

对于先天性残疾的预防和控制主要基于出生缺陷的预防和干预。根据国际上出生缺陷防治的特点和出生缺陷发生发展的过程,预防出生缺陷的发生应抓住关键环节,即孕前期、孕产期和新生儿期来制定对策。[1] 目前,对于出生缺陷的预防主要采用三级干预:

一级干预,即初级干预或病因干预。针对各种可能导致出生缺陷的原因,在孕前采取各种有效措施,以防止出生缺陷的发生。这是出生缺陷预防最关键的环节,也是最有效的途径(表 4-1)。[2]

表 4-1　可实施一级干预的出生缺陷病种及干预措施[3]

疾病类型	干预对象	干预措施
神经管畸形	育龄和孕期妇女	增补富含叶酸的营养素
先天性风疹综合征	缺乏免疫力的育龄妇女	风疹疫苗接种
先天性梅毒	梅毒血清阳性育龄或妊娠 16 周前妇女	抗生素治疗
碘缺乏病	育龄妇女和孕妇	食用碘盐或碘油
缺铁性贫血	育龄妇女和孕妇	增补富含硫酸亚铁的营养素
Rh 新生儿溶血	母儿 Rh 血型不合	抗 D 免疫球蛋白注射

二级干预,即产前干预,早发现、早诊断、早处理。主要通过遗传咨询、产前诊断和选择性终止妊娠来达到减少出生缺陷发生率的目的,目前大部分可干预的出生缺陷都是通过这种途径进行干预(表 4-2)。[4]

---

[1]　丁峰,马旭,宋新明,郑晓瑛.出生缺陷预防的社区健康管理.第五届全国优生科学大会论文汇编,2000.

[2]　同[1].

[3]　同[1]

[4]　同[1].

表 4-2　可在产前进行生物学诊断的出生缺陷病种及干预措施[1]

疾病类型	干预对象	干预措施
唐氏综合征	AFP/HCG 母血筛查阳性	羊水染色体分析,遗传咨询和选择性流产
地中海贫血	血红蛋白检测携带者	基因诊断,遗传咨询和选择性流产
先天性风疹综合征	孕妇原发感染的确诊	优生咨询和选择性流产
ABO 新生儿溶血	母儿 ABO 血型不合	中药治疗

三级干预,即出生后干预,缺陷患儿出生后,通过适宜的干预技术早发现、早防治、改善预后(表 4-3)。[2]

表 4-3　新生儿筛查项目[3]

疾病类型	新生儿筛查试验	干预措施
苯丙酮尿症	苯丙氨酸测定(CUTHRIE 试验)	限制苯丙氨酸饮食疗法
先天性甲状腺功能低下	甲状腺刺激素测定(放免法)	甲状腺素替代疗法
葡萄糖-6-磷酸脱氢酶缺乏症	G-6-PD 测定(荧光斑点法)	饮食和药物指导
先天性肾上腺皮质增生	17-羟孕酮测定(放免法)	地塞米松治疗

除此之外,社区健康管理也是预防出生缺陷发生的重要环节。在健康生态学视角下,遗传、环境和社会的共同作用导致人口健康的结局。社区层次是承接社会层次与个体层次之间的关键环节,如何使现有和潜在的社会资源公平、有效地被个体利用,社区层面的健康管理起到了重要的作用。从内容上看,出生缺陷预防的社区管理主要包括社区健康教育和社区技术服务两个方面。社区健康教育即通过健康教育来改变人们的健康行为,既包括社区群众,也包括健康教育决策系统和工作系统的管理者、宣教人员和技术服务人员。而技术服务则是通过技术服务的可及性和可接受性来促进社区健康的管理和扩大服务范围。[4]

① 丁峰,马旭,宋新明,郑晓瑛.出生缺陷预防的社区健康管理.第五届全国优生科学大会论文汇编,2000.
② 同①.
③ 同①.
④ 同①.

二、获得性残疾风险与残疾发生的预防和控制

1. 意外伤害致残的预防与控制

从世界范围看,伤害是居民的第四或第五位死亡原因。根据 1987 年调查结果推算,全国共有残疾人约 5164 万人,其中伤害致残占总致残原因的比例为 9.16%;根据 2006 年调查结果推算,全国共有 8296 万残疾人,其中创伤及伤害致残占总致残原因的比例为 15.59%[1]。要预防和控制意外伤害致残,首先要明确意外伤害致残的原因。

(1) 伤害致残原因分析

通过比较 1987 年(图 4-1)和 2006 年(图 4-2)两次全国残疾人抽样调查数据结果,我国的伤害致残有以下特点:第一,伤害致残占全体残疾人的比例上升,绝对数量大幅增加。占比由第一次残疾人抽样调查时的 9.16% 增至第二次残疾人抽样调查时的 15.59%,从绝对数量来说,增加了 60 余万。第二,从具体致残原因来看,中毒类的伤害致残占总体伤害致残的比例大幅下降,而伤害所致肢体残疾的比例大幅增加,尤其是工伤,所占比例增加近一倍,而交通致残所占比例增加近三倍。第三,从区域差异来看,伤害致残呈现出较大的地区和城乡差异。一方面,区域变化较大,中西部各省因伤致残比例增加;另一方面,城乡差异明显,农村伤害比例较高。第四,从性别差异来看,男性总体比例较高,而女性在伤害致肢体残疾方面的比例有所上升,视听等感官方面伤害致残比例降低。第五,从年龄差异来看,在青少年阶段的伤害致残比例相比于第一次全国残疾人抽样调查降低,而在成年至老年阶段比例增加。中毒比例有所降低,肢体工伤向更低年龄延伸,听力噪声和交通致残向高龄方向延伸[2]。

---

[1] 　王灏晨,陈功,李宁,郑晓瑛.我国伤害致残模式转变综述——基于全国残疾人抽样调查数据.残疾人研究,2014,(1):35—41.

[2] 　同[1].

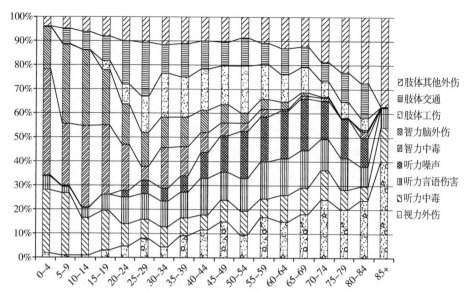

图 4-1　第一次残疾人抽样调查不同伤害致残原因发生年龄分布[1]

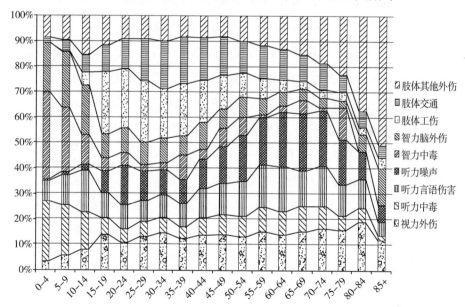

图 4-2　第二次残疾人抽样调查不同伤害致残原因发生年龄分布[2]

[1]　王灏晨,陈功,李宁,郑晓瑛.我国伤害致残模式转变综述——基于全国残疾人抽样调查数据.残疾人研究,2014,(1):35—41.

[2]　同[1].

（2）伤害致残的预防与控制

中国近十几年来已逐步加强意外伤害的预防和控制，例如：建立伤害的监测和报告系统，进行伤害的流行病学调查研究，开展伤害预防的安全教育等，已经有了较为良好的开端和发展。但由于伤害预防是一个需要生物学、医学和社会方面共同协作的过程，因此要有适当的策略才能顺利实施。

由于伤害的发生与人的行为、外界环境和防护条件及有关技术有关，因此，对伤害的预防，也要从改变人的危险行为（即容易造成伤害的、有危险性的行为）、改变外界的危险环境（即容易诱发伤害的、有危险性的环境）和提供与改善防护条件或技术等环节全面入手。伤害的预防和控制可分为三个层次：第一，控制危险因素，即控制、消除或避免导致发生意外的基本因素或诱因，防患于未然，使伤害根本不至于发生。这是预防伤害的第一个环节，亦即一级预防，也是最重要的环节。① 在这一环节首先应树立"伤害和中毒可防、可控"的意识，开展全国性的伤害致残调查，加强伤害致残监管系统建设，及时统计伤害致残情况，加强对行业、区域的调查和评估。② 第二，预防损伤发生。在这一层次上，意外事故已经出现，但由于采取了预防性保护措施，即使出了事故也不致造成损伤或大损伤，这是伤害的二级预防。③ 在这一环节则需要加强社会保障、安监、交通等多部门协同监管，监督企业等生产机构加强安全预防，避免生产事故，减少工伤发生风险；加强道路安全监管，降低交通致残风险。④ 第三，避免形成残疾。已经出现损伤，应进行积极的康复治疗，尽量恢复其功能，或矫正其缺陷，以免形成永久性残疾，或出现继发残疾（如肢体挛缩等），这是伤害的三级预防。⑤ 这一环节应当帮扶伤害致残人员，关注其培训康复与再就业，以提高生活质量、减轻负担。⑥ 以上三个环节，应连贯落实，进行连贯性的预防。

---

① 卓大宏.中国残疾预防学.华夏出版社,1998.

② 王灏晨,陈功,李宁,郑晓瑛.我国伤害致残模式转变综述——基于全国残疾人抽样调查数据.残疾人研究,2014,(1):35—41.

③ 同①.

④ 同②.

⑤ 同①.

⑥ 同②.

2. 常见致残性传染病的预防与控制

据近年来的估计,世界范围内,传染病作为致残原因居于第二位(占23%),高于先天性及围产期所致残疾(18%)和创伤及伤害所致残疾(17%)。在传染病中,脊髓灰质炎、沙眼、麻风等疾病的致残影响最为明显,还有其他多种传染性疾病也有严重致残性。预防、控制致残性传染病最经济、最有效的手段是免疫接种。免疫接种通过预防注射或口服疫苗,使接种对象获得对相应传染病的免疫力,达到不染上相应传染病的目的。计划免疫就是按免疫程序的时间、要求,有计划、及时地对适龄儿童接种相应疫苗,使其获得对相应传染病的免疫力,达到防病目的。[①]

3. 营养失调致残的预防与控制[②]

先天营养代谢病、天然环境因素引起的营养失调和社会环境因素引起的食物种类和数量摄入不足都有可能会导致残疾。

(1)常见的营养失调致残疾病

常见的营养失调致残疾病包括:

蛋白质、热能营养不良。儿童表现尤为突出,当热能和蛋白质缺乏时,生长发育必受严重影响,主要表现是生长发育迟缓,体重低,体内脂肪和肌肉减少或消失,骨骼生长减缓或停止,造成身体矮小,严重时皮肤及头发出现异常,伴有器官的功能低下,并有水肿、精神不振、对周围事物反应差等症状。患此种营养不良的间接原因是家庭获得的食物不足、缺乏医疗保健服务和环境卫生及饮水条件差等;而其根本原因则是社会经济发展落后所造成的家庭收入低和教育水平差,家长缺乏营养知识,不能合理喂养婴幼儿和安排好家庭的膳食。

无机盐及微量元素失调。例如骨质疏松症与缺钙有关,还有缺铁性贫血、锌缺乏症、碘缺乏症等。

维生素失调。例如维生素 A 缺乏引起的干眼病,维生素 D 缺乏引起的佝偻病和骨软化症,叶酸缺乏引起的先天畸形,还有其他维生素缺乏症等。

---

① 卓大宏.中国残疾预防学.华夏出版社,1998.

② 同①.

（2）营养失调性残疾的预防

营养失调性残疾的预防主要包括：提倡合理营养与合理膳食结构，加强营养失调性残疾的监测，加强营养知识的宣传和普及教育，强化食品、进行营养素补充等。

三、残疾风险的累积与残疾发生的预防和控制

残疾发生风险呈现出年龄的规律性：人口存活到 20 岁累积残疾发生概率为 4.93%，到 50 岁达到 8.67%，60 岁达到 14.8%，70 岁达到 28.4%，80 岁则将达到 57.6%[①]。总体来讲，残疾现患率随着年龄的提高明显提高，老年人口的残疾现患水平明显高于其他年龄段。因此，基于残疾现患水平的"累积"特性，随着未来人口老龄化的发展，对于老年人残疾风险的分析以及残疾发生的预防和控制不可忽视。

对于老年残疾人来说，由于人体机能老化，与年龄相关的老年慢性疾病是导致各类残疾的最主要原因。研究表明，视力残疾的主要致残原因是老年性白内障，其次为视网膜、色素膜病变及角膜病；听力残疾的主要致残原因是老年性耳聋，其次是中耳炎、全身性疾病等；言语残疾的主要致残原因是脑梗死、听力障碍以及脑出血；肢体残疾的主要致残原因是脑血管疾病、骨关节病及其他外伤；智力残疾的主要致残原因是脑疾病、遗传及外伤；精神残疾的主要致残原因是精神分裂、痴呆及其他器质性精神障碍[②]。从各类残疾的现患率来看，从多到少依次为：听力残疾、肢体残疾、视力残疾、多重残疾、精神残疾、智力残疾和言语残疾[③]。

从老年残疾风险的致残原因和主要残疾类型来看，老年残疾预防和控制要着重关注老年人的疾病控制，做好相关疾病，尤其是慢性病的早期预防和早期治疗。另外，实施定期体检，有病早发现、早治疗、早康复，把老年残疾遏制在致残

---

① 王金营，张翀.中国人口残疾发生风险估计及生命表分析——基于第二次全国残疾人抽样调查数据的研究.人口研究，2009，33（3）：20—31.

② 邱红，王晓峰，温丽娟等.人口老龄化与老年残疾人状况分析.医学与社会，2010，23（7）：1—3.

③ 熊妮娜，叶奇，施继良.2006 年中国老年人残疾状况分析.残疾人研究，2011，（3）：76—79.

之前,更能节省社会卫生资源和人力资源,这在国外许多国家的实践中已经得到证实①。同时,在年轻人中做好慢性疾病防治和各种保健工作,对降低中国未来老年人残疾流行率来说也是有意义的。

第三节　基于残疾报告制度的残疾风险评估与预防

据第三章残疾报告制度的定义可知,残疾报告制度属于残疾预防工作中的预防措施,具体来讲是残疾预防工作体系的一部分,是国家准确统计残疾人数、构建完整残疾人信息系统的重要手段,是国家有效配置社会健康资源、兼顾效率与公平的重要机制,也是开展早期预防、精准康复的重要依据,是促进人口健康可持续发展、体现社会文明发展的重要指标。

因此,基于残疾报告制度的残疾风险评估与残疾预防,一方面,从预防实施的内容和流程来说,具有更全面的信息、更有效的依据,意味着残疾预防方式和方法的转变;另一方面,从预防实施所面向的人群,所预计达到的目标而言,意味着全人群健康模式的转变。

残疾报告制度的实施,既完善了残疾预防工作体系,也体现了健康模式的转变和人口健康可持续发展的要求。

一、健康相关的风险评估

1. 健康风险评估

为了有效提高人民健康水平、遏制医疗经费的过快增长,WHO 和发达国家近年来提倡由传统的疾病管理转向全民健康管理,即通过健康管理的手段达到健康促进的目的。健康状况的科学度量、数量化分析与评估是健康评价从疾病管理转变为健康管理的先决条件②。

健康管理是指对个人或人群的健康危险因素进行全面管理的过程。其宗旨

---

① 熊妮娜,叶奇,施继良.2006 年中国老年人残疾状况分析.残疾人研究,2011,(3):76—79.

② 李运明,刘丹红,孙彩虹,等.自评健康和健康风险评估方法的研究进展.中国全科医学,2011,14(22):2591—2592.

是调动个人、集体和社会的积极性,有效地利用有限的资源来达到最大的健康效果。而健康风险评估是健康管理过程中关键的专业技术部分,并且只有通过健康管理才能实现,是慢性病预防的第一步,也称为危险预测模型①。

　　健康风险评估(Health Risk Appraisal,HRA)的概念起源于第二次世界大战之后,随着生物医学的发展和进步,一些与人们社会生活紧密相关的疾病,如心脏病、恶性肿瘤、中风等,取代了传染病和感染,成为影响人类生存与长寿最主要的敌人。在此背景下,美国 Robbins LC 医生于 20 世纪 60 年代创立了预测医学,首次提出健康风险评估的概念。接下来的十年,美国疾病控制中心和加拿大卫生与福利部组织医学专家、流行病学专家、生物统计学专家,制定了健康风险评估表,将各种不同的危险因素与相关疾病罗列在一起,计算个体不同程度的危险因素对主要疾病死亡率的影响②。

　　(1) 健康风险评估的定义

　　目前没有一个关于健康风险评估定义的共识。在健康促进领域,大多数学者认同健康风险评估不仅仅是健康信息的收集,而是一门技术或是收集信息的过程,目的是建立健康档案,通过健康档案来估计未来的健康风险,并给予个人反馈和降低健康风险的方法。基于这些目的,健康风险评估的概念包含三个组成部分:第一,评估对象提供可以识别个人疾病风险因素的自评信息;第二,评估对象得到基于所提供的信息而产生的个性化健康情况反馈;第三,信息必须用于提供至少一种健康促进、功能持续或预防疾病的建议和干预方法③。

　　Wagner 在 1982 年提出,健康风险评估是一种健康促进的技术,旨在将个人的健康相关行为与个人特征和死亡率统计及流行病学数据进行比较,来估计个体在某个特定的未来时间内死亡的风险④。他还指出,通过适当的行为改变可以减少或消除风险量,而这种风险测量和行为变化的潜在好处是会促进个体改

---

　　① 刘爱萍.健康风险评估.中华健康管理学杂志,2008,2(3):176—179.

　　② 李运明,刘丹红,孙彩虹,等.自评健康和健康风险评估方法的研究进展.中国全科医学,2011,14(22):2591—2592.

　　③ Oremus M, Hammill A, Raina P. Health Risk Appraisal. 2011.

　　④ Wagner EH. An Assessment of Health Hazard/Health Risk Appraisal. American Journal of Public Health, 1982, 72(4): 347—352.

变生活方式,更健康地生活。

国内有学者认为,健康风险评估是指通过收集大量个人健康信息,分析建立生活方式、环境、遗传等危险因素与健康状态之间的量化关系,预测个人在一定时间内发生某种特定疾病或因为某种特定疾病导致死亡的可能性,即对个人的健康状况及未来患病或死亡危险性的量化评估①。

总而言之,健康风险评估离不开几个要素,一是收集健康信息;二是估计和预测个体的健康风险;三是根据健康风险给予个体健康建议和反馈,最终达到健康促进的目的。

(2)健康风险评估的内容

健康风险评估,一般来说主要是对危险因素和可能发生疾病的评估。危险因素评估包括生活方式和(或)行为危险因素评估、生理指标危险因素评估,以及个体存在危险因素的数量和危险因素严重程度的评估,发现主要问题以及可能发生的主要疾病,对危险因素进行分层管理②。

从健康风险评估的工具来说,既有专门用以实施健康风险评估为目的而设计的问卷为基础的工具(例如个人健康档案),也有其他用于健康风险评估的问卷,例如抑郁量表、疾病风险因素自评量表、行为量表等。还有一种健康风险评估,由一组内容组成,例如一组测量身体活动的指标或一组临床评估指标③。

健康风险评估也有针对特定人群的评估。例如专门针对老年人,就有老年人健康风险评估(HRA-E)、老年人标准化评估(STEP)和老年健康风险评估(HRA-O)。HRA-E包括老年人特定的功能领域,并关注功能状态作为结果,是由加利福尼亚大学的研究人员根据《前瞻性医学学会指南》制定,用以支持老年人的健康促进。STEP工具是通过欧洲七个国家合作开发,以支持预防性老年评估,总体目标是为初级保健中的老年人提供标准评估的工具。HRA-O是欧洲研

---

① 李运明,刘丹红,孙彩虹,等.自评健康和健康风险评估方法的研究进展.中国全科医学,2011,14(22):2591—2592.

② 刘爱萍.健康风险评估.中华健康管理学杂志,2008,2(3):176—179.

③ Oremus M, Hammill A, Raina P. Health Risk Appraisal. 2011.

究人员对 HRA-E 的更新和改编,包含七个部分以收集数据[1]。

2. 疾病风险评估

疾病风险有其自身的特点,主要表现在四个方面:一是严重性,疾病风险危害的对象是人,必然会对人体的健康造成损害,造成暂时性或永久性劳动能力的丧失,甚至死亡;二是基本性,疾病风险对于每个人、每个家庭来说发生频率很高;三是复杂性,已知的疾病种类繁多,每种疾病又存在个体差异,此外,还有相当数量的未知疾病或潜在疾病;四是社会性,某些疾病风险不仅直接危害个人健康,还会涉及人群和社会[2]。

疾病风险评估(Disease Specific Health Assessment, DSHA)是健康风险评估的一种,是以疾病为基础的危险性评价,主要针对慢性非传染性疾病的发病风险进行评估或预测。

对特定疾病患病风险的评估主要有四个步骤:第一,选择要预测的疾病(病种);第二,不断发现并确定与该疾病发生有关的危险因素;第三,应用适当的预测方法建立疾病风险预测模型;第四,验证评估模型的正确性和准确性[3]。

从疾病风险评估的研究来看,研究主要集中于对特定疾病的风险评估,例如心血管疾病、传染病风险评估。另外还有对特定人群的疾病风险评估,例如对老年人、孕产妇等人群的疾病风险评估。除此之外,疾病风险评估的模型和方法等风险评估技术的发展也是研究的重点。

3. 基于残疾报告制度的残疾风险评估

根据前文所述,残疾报告制度作为残疾预防的重点工作之一,通过对全人群进行残疾初筛、复诊、评定以及登记上报等方式,及时发现人群中的新发残疾以及残疾高危人群,得到广泛的动态监测数据信息,并分析其特征及残疾产生原因,予以重点关注并采取干预措施,从而预防并减少残疾的发生和发展。残疾报告制度最重要的成果之一便是在国家层面全面收集有关残疾的信息,这是促进

---

[1]　Simpson V, Pedigo L. Health Risk Appraisals with Aging Adults: An Integrative Review. Western Journal of Nursing Research, 2018, 40(7): 1049-1068.

[2]　周绿林.中国医疗保险费用控制研究.江苏大学出版社,2008.

[3]　刘爱萍.健康风险评估.中华健康管理学杂志,2008,2(3):176—179.

残疾人健康、发展残疾人事业的基础工作。

（1）基于残疾报告制度的残疾风险评估的定义

不同于健康风险评估和疾病风险评估已经有了较为清晰的定义、评估方法和手段，目前还没有关于残疾风险评估的系统化概念，大多数研究集中在某类残疾发生的风险因素的评价及其预防干预对策上，而缺少基于残疾风险评估进行残疾风险管理、健康管理的意识和概念。

考虑到健康风险、疾病风险以及残疾风险评估的相似性，借鉴健康风险评估和疾病风险评估的概念和内涵，可以发现，残疾报告制度提供了风险评估的基础，即在国家层面全面收集了有关残疾和健康的信息。

结合两者的特点，我们可以给出基于残疾报告制度的残疾风险评估的初步定义：

基于残疾报告制度的残疾风险评估是指通过残疾报告制度对全人群采用残疾初筛、复诊、评定以及登记上报等方式收集个人的健康（残疾）信息，选择要预测和分析的残疾类型，分析残疾与生活方式、环境、遗传等危险因素之间的量化关系，不断发现和确定与残疾发生相关的危险因素，通过适当的模型和方法，来预测个人或群体发生某种特定残疾或因为某种原因导致残疾的可能性，并给予健康促进和残疾预防的建议和反馈。一方面，残疾风险评估可以在国家层面了解全人口的健康状况，预测未来人口健康储量和医疗保健负担；另一方面也可以帮助个体或群体综合认识残疾风险，早认识、早发现、早预防和早干预。

（2）残疾风险评估的主要目的

残疾风险评估的主要目的包括两个方面：一是筛查残疾高风险人群，通过快速简便的检查手段在外表健康的人群中发现那些未被识别的高风险人群，以达到残疾早发现、早诊断、早治疗的目的。二是识别可能存在的残疾风险因素，通过对危险因素的测量综合评估做出个体残疾危险因素评价。

（3）残疾风险评估的内容

残疾风险评估包括三个步骤：一是残疾（健康）信息收集，这是进行残疾风险评估的基础。二是残疾风险评估，既包括一般的健康风险评估，也包括对特定残疾类型的风险评估。三是残疾风险评估报告,既包括个体残疾风险评估报告,也包括群体风险评估报告。

二、基于残疾报告制度的残疾预防

1. 现阶段残疾预防的问题和不足

中国自 20 世纪 80 年代初期起系统地开展残疾康复工作,相继颁布了一系列有关的政策、法律和法规,要求国家各个部门从各个方面协同做好残疾预防工作。根据两次全国残疾人抽样调查估算,自 1987 年至 2006 年,中国至少减少了 1500 万残疾人的发生[①]。残疾预防工作成效显著,但残疾预防的策略和措施仍旧存在一些问题。

首先,未能形成信息准确、方法科学、管理完善、监控有效的残疾预防机制。中国目前依托基本公共卫生服务网络,已经组织实施了 0—6 岁儿童的残疾筛查管理工作,建立了 0—6 岁儿童残疾筛查信息管理和共享机制。另外,还建立了对持证残疾人的基本服务状况和需求信息数据的动态更新机制,以及包含有超过 3000 万的持证残疾人基本信息数据库。但在残疾预防方面,一方面未能建立起收集准确、全面信息的渠道,且对于筛查出来的儿童残疾信息,其关注重点也在于残疾筛查和评定之后的事后干预而非预防;另一方面,残疾预防措施相对零散,缺乏系统规划和长期管理。

其次,未能落实全生命周期的残疾预防工作。不同年龄段的残疾的高发类别和致残原因都是不同的,致残的高危因素也是不同的,例如遗传和孕期致残因素是先天性残疾的重要原因;在婴儿和青少年时期,传染性疾病致残的比例较高;而随着年龄的增长,非传染性疾病致残的比例越来越高;工作年龄青壮年人口因创伤及伤害致获得性残疾比例较高[②]。因此,在生命的不同时期,残疾预防的策略和重点应该有所不同。而目前来看,全生命周期的残疾筛查和残疾综合预防机制还未能形成。

最后,未能形成覆盖全人群的残疾综合预防工作机制。对于残疾预防来说,

---

① 郑晓瑛,崔斌,陈功,等.对我国残疾预防策略的再思考.残疾人研究,2013,(1):12—15.
② 崔斌,陈功,郑晓瑛.中国残疾人口残疾原因分析.人口与发展,2009,15(5):51—56.

残疾高危人群实际上是一个非常重要的组成部分,而不同的人群所面临的致残高危风险因素也是不一样的,且对于高危人群来说,还可能同时面临多种残疾风险的威胁,如果仅就一种或几种致残因素采取相应的预防措施,难以取得理想的残疾预防效果。面对这种情形,需要开展残疾的综合预防。

2. 基于残疾报告制度的残疾预防

残疾报告制度的最终目的就在于通过信息上报形成的数据信息,有针对性地采取预防和干预措施,建立全新的残疾预防工作模式,以减少残疾的发生,减缓残疾程度的发展,提高人口的健康储量。

残疾报告制度形成的数据的应用主要有以下三个方面:①残疾监测。及时、准确、全面地监测残疾发生及其致残因素的明显特征和变化趋势,从而逐步建立起残疾监测网络,指导残疾预防(早发现、早报告、早诊断、早康复治疗)。②科学研究。用于进行残疾预防相关的科学研究,通过分析致残原因、机理,开发预防策略与干预技术。③数据共享。与其他行政部门之间进行健康相关的数据共享,形成内容更加丰富、更具有价值的整合数据。

因此,基于残疾报告制度的残疾预防可以很好地解决和弥补现阶段残疾预防所存在的问题和不足。

(1)开展基于信息监测的残疾精准预防和干预

对于残疾报告制度上报和收集的健康信息,进行科学的健康风险评估和残疾风险评估,以此为基础形成个人或人群的健康(残疾)风险报告。根据所报告的高危人群和高危风险因素,就可以实施和开展残疾的精准预防和精准干预。

对于残疾预防来说,一方面,可以对个人提出健康促进的建议,普及残疾预防的知识;另一方面,也可以分析人群健康风险因素,采取相应措施消除或者降低残疾风险,减少人群的残疾发生率,提高群体健康素质。

对于残疾干预来说,通过实施残疾报告制度,分析不同人群的致残因素及其与生活方式、环境等的关系,做好有针对性的干预方案和康复衔接工作,推动已评定人群积极康复,有极大可能减轻其残疾程度,阻止向更严重残疾程度发展的趋势,并帮助残疾人恢复或补偿功能。

（2）形成覆盖全人群的残疾综合预防

残疾报告制度是全人群的筛查和上报,分为 0—6 岁儿童的残疾筛查和 7 岁以上人群的残疾筛查。除此之外,还有对高危人群,例如孕产妇、新生人群、老年人等的残疾筛查。通过残疾报告制度及其形成的个人和群体残疾风险评估报告,可以识别出多种残疾风险和致残因素,有利于从残疾的源头对残疾进行综合预防。

除此之外,残疾报告制度在全人群的普及有助于加深社会对残疾的认识,同时也能提高人群对残疾预防或康复行为的依从性,有利于国家开展重点人群残疾预防及干预等工作。

（3）落实全生命周期的残疾预防

残疾报告制度中有对高危人群和疑似残疾儿童进行的信息追踪与管理,伴随着筛查人群的全生命历程,这有助于在生命的不同时期、个体所处的不同环境和身体状况,结合年龄和残疾性质,以及致残高危因素,采取不同的残疾预防策略和重点措施。

三、残疾报告制度与人口健康的可持续发展

健康是促进人的全面发展的必然要求,是经济社会发展的基础条件。《"健康中国 2030"规划纲要》指出:坚持正确的卫生与健康工作方针,以提高人民健康水平为核心,以体制机制改革创新为动力,把健康融入所有政策,加快转变健康领域发展方式,全方位、全周期维护和保障人民健康。在战略主题上也提出,要针对生活行为方式、生产生活环境以及医疗卫生服务等健康影响因素,坚持政府主导与调动社会、个人的积极性相结合,落实预防为主,推行健康生活方式,减少疾病发生,强化早诊断、早治疗、早康复,实现全民健康。

从残疾报告制度所面向的人群,以及基于残疾报告制度的残疾风险评估和残疾预防实施所针对的不同人群及其所期望达到的目标而言,残疾报告制度的提出和实施意味着全人群健康模式的转变,既完善了残疾预防工作体系,也体现了人口健康可持续发展的要求。残疾报告制度对人口健康可持续发展的意义可以体现在以下几方面。

1. 残疾报告制度与残疾预防工作体系的完善

残疾报告制度最重要的效益之一在于建立了一个以全人群为基础的残疾监测系统,能快速、及时、准确地报告全人群的健康状况以及残疾人口的发生发展情况,而且可以动态观察残疾人口发生水平、长期变化趋势等流行病学特点,将数据转化为能指导干预的信息,促进开展残疾病因研究,有针对性地实施残疾预防。不仅如此,通过对不同种类残疾率和长期趋势的分析,也可以帮助评价残疾预防的措施效果,分析残疾保障相关服务利用状况、需求和服务的可及性,及时调整保障系统内的供需问题,评价保障服务利用效果。可以说,如果没有这样系统的残疾监测网络和数据,就不可能对全国的残疾状况以及人群的残疾发生和干预情况有清晰的了解。

另外,对于残疾预防工作体系而言,残疾报告制度是对残疾预防工作体系资源配置的优化。残疾报告制度实际上加强了残疾三级预防中的一级和二级预防的比重和效果,而在 1981 年 WHO《残疾预防与康复专家委员会报告》中就已经指出,对于残损的预防(一级预防)是应对残疾问题最有效的途径,而治疗、康复的方法很少能得到令人完全满意的结果。因此对于残疾预防而言,一级预防应当是最优先考虑的方面,而发展中国家的二级预防可以减少当时残疾发生率以及严重程度水平的 10%—20%[①]。一级预防和二级预防有着较低的成本和较高的收益,是更具成本效益的资源配置方式。

2. 残疾报告制度与全人群健康模式的转变

人类健康模式转变的理论最早是 1971 年由 Omran 提出的"流行病模式转变",把人们对健康状况改变的认识从人口学变化方面扩展到患病、残疾状况的转变,把健康状况的影响因素从生物学因素扩展到社会、经济以及心理学方面,并建立了一套较完整的理论体系。Frenk 等在 1989 年又提出了"卫生服务模式转变"的概念,指出随着流行病模式的转变,卫生服务提供系统及卫生政策也会进行相应的变革,他们将这一概念也纳入健康模式转变的概念之中,进一步发展

---

① World Health Organization. Disability Prevention and Rehabilitation: Report of the WHO Expert Committee on Disability Prevention and Rehabilitation. 1981.

和完善了健康模式转变的概念框架①。

　　总而言之,健康模式转变是一个集合概念,它包括了"人口模式转变""流行病模式转变"和"卫生服务模式转变"②。流行病学模式的变化又包括感染性疾病和非感染性疾病之间的相对重要性的改变,以及行为和环境的危险因素变化导致某些疾病的绝对重要性的上升③。从中国的健康模式转变来看,主要内容包括:一是人口老龄化所带来的人口学模式的变化;二是与人口学模式变化相联系的人群死亡年龄构成变化导致的死因谱的流行病学模式的变化,主要体现在慢性病的患病和死亡所导致的疾病负担占总疾病负担比例的上升,以及由于城市化、工业化所带来的与生活方式相关的疾病发病率和死亡率上升;三是以基本公共卫生服务为主的卫生服务提供模式的转变,尤其是初级保健的引入,改变了过去提供者主要在人们健康状况受到损害时才提供医疗服务的情况,转为提供更多预防服务,控制危险因素对健康的损害。

　　残疾报告制度所提供的广泛、长期、连续、动态的残疾相关基础数据、残疾高危人群鉴定数据,可以与全人群健康风险监测、重点人群的健康风险评估与干预、残疾人社会保障、医疗保障、康复情况、接受特殊教育、劳动就业、生活环境状况等各种数据结合起来,形成一个全面的健康数据平台。可以说,残疾报告制度是对当前健康模式转变的重要回应方式,既涵盖了老龄化所带来的残疾状况监测,也包含了对慢性病等疾病问题的管理,同时也是对基本公共卫生服务的补充。

①　汪宏.国外"健康模式转变"理论研究进展.国外医学(医院管理分析),1996,(2):49—53.
②　同①.
③　杨功焕.健康模式转变与中国慢性病控制策略.中国慢性病预防与控制,2001,9(4):145—148.

第五章 残疾报告流程、规范与示范案例

第一节 残疾报告流程与规范

一、总则

1. 指导思想

以习近平新时代中国特色社会主义思想为指导,全面深入贯彻党的十九大和十九届二中、三中全会精神,认真落实党中央、国务院决策部署,统筹推进"五位一体"总体布局和协调推进"四个全面"战略布局,坚持以人民为中心的发展思想,牢固树立和贯彻落实创新、协调、绿色、开放、共享的新发展理念,以维护人民群众健康、保障经济社会健康发展为根本出发点和落脚点,坚持关口前移、预防为主、重心下沉、全民动员、依法推进、科学施策,努力提高全社会残疾风险动态监测和综合防控的能力,有效控制和减少残疾发生、发展。

2. 工作目标

总目标

建立残疾报告管理体系,明确和规范残疾报告工作流程,实现残疾报告制度的良好运行,以及时、准确、全面地掌握残疾发生和致残原因的变化情况,为完善残疾预防工作提供动态数据支持。

具体目标

（1）建立残疾报告制度管理体系。

（2）规范残疾信息报送流程。

（3）逐步实现残疾报告制度的良好运行。

二、组织管理

1. 范围

目标人群

（1）0—6岁疑似残疾儿童；

（2）7岁及以上疑似残疾人。

涉及机构

（1）省、市、县（区）、乡级残联和卫计部门。

（2）乡镇（街道）政府（办事处）、村（居委会）。

（3）省、市、县（区）级与残疾筛查、诊断和残疾评定相关的医疗卫生机构。

（4）其他残疾报告相关部门。

2. 内容

（1）开展0—6岁儿童残疾初筛、复筛、诊断工作，及时登记残疾儿童的残疾类型、严重程度和致残原因等信息，与残疾人证的发放和残疾康复工作相衔接。

（2）通过对7岁及以上人群筛查，确定疑似残疾人，组织疑似残疾人开展残疾评定，与残疾人证的发放和残疾康复工作相衔接。

3. 组织实施

各省（区、市）残疾预防综合试验区工作领导小组为辖区内残疾报告制度建立的执行单位，负责在本试验区建立残疾报告制度的总体工作。

县级残联负责综合试验区相关政策的宣传工作，建立符合试验区实际的残疾报告制度，建立与卫生计生部门的衔接机制，动员辖区内卫生机构的卫生专业技术人员在提供日常基本公共卫生服务的同时展开疑似残疾人筛查，组织辖区内残疾评定机构开展残疾评定,负责残疾证的办理和发放工作,管理持证残疾人、确诊残疾人、疑似残疾人等各类相关信息的追踪更新。

4.职责

(1)行政管理机构

卫生计生行政部门

① 依托基本公共卫生服务网络,组织实施残疾筛查、诊断、转介、信息报送等管理工作。

② 制定残疾筛查、诊断、信息报送等人员培训规划,组织开展专业培训。

③ 做好残疾筛查、诊断信息管理,建立信息共享工作机制。

④ 建立完善质量控制和评估制度,对辖区内全人群残疾报告工作进行监督管理。

残联

① 牵头组织制定残疾人康复救助办法,开展残疾预防、康复政策宣传。对符合条件的残疾人按规定给予救助,保障残疾人的合法康复权益。

② 做好残疾人转介和康复管理工作,组织开展残疾人随访、家庭康复培训和指导工作。

③ 建立残疾人信息通报系统,实现残疾筛查、评估和康复信息共享。

④ 联合卫生计生行政部门开展残疾评估机构的认定和人员培训工作。

⑤ 牵头组织残疾康复机构的认定工作,开展康复机构的督导检查和质量评估工作。

(2)专业机构

承担基本公共卫生服务的基层医疗卫生机构(社区卫生服务中心、乡镇卫生院等)

① 在健康检查、建立居民健康档案、残疾人精准康复服务、家庭医生签约服务等服务过程中,开展残疾筛查、转介等工作。

② 掌握辖区内残疾人基本情况,完成辖区内全人群残疾筛查信息管理、上报和反馈。

③ 开展针对性的健康教育活动,宣传残疾预防和早期干预、康复知识。

医疗卫生机构（妇幼保健机构、综合性医院）

① 承担辖区内残疾筛查工作的业务管理及质量评估。

② 推广适宜筛查技术，对辖区内相关医疗卫生机构及托幼机构进行业务指导和培训。

③ 承担辖区内残疾筛查信息管理工作，对上报疑似残疾人实施分类登记及转介管理，与残联共享确诊残疾人信息。

④ 为疑似残疾人提供适宜的干预、随访服务。

残疾评估机构

① 承担残疾的评估工作。

② 将评估结果及转介康复建议反馈至辖区医疗卫生机构。

③ 为残疾人提供康复需求和医疗需求的信息服务。

康复机构

① 按照相关要求开展康复和早期干预服务，定期接受业务主管部门的质量控制和工作督导。

② 按规定做好服务对象基本信息、康复和干预信息的管理工作，定期向残联上报。

③ 宣传残疾预防和康复知识，向服务对象家属、助残志愿者普及康复知识，传授康复和干预方法。

④ 做好康复咨询和转介服务工作。

三、报告

1. 0—6 岁疑似残疾儿童报告工作流程

在开展 0—6 岁儿童残疾初筛、复筛、诊断、评估、康复，以及信息报送工作过程中，需尊重家长的知情权和同意权，在家长自愿的原则上，进行转介、评估和康复服务。内容参照《0—6 岁儿童残疾筛查工作规范（试行）》。

（1）初筛

社区卫生服务中心、乡镇卫生院负责辖区内 0—6 岁儿童残疾初筛工作，将疑似残疾的儿童信息登记在册，填写转诊单，定期上报和转介至区（县）级妇幼保健机构(见附件1—3)。

（2）复筛

区(县)级妇幼保健机构负责辖区转介儿童的复筛工作,备案、上报疑似残疾儿童的信息,并转介至市(地)级妇幼保健机构(见附件4—5)。

（3）评估

市(地)级妇幼保健机构将疑似残疾儿童登记并转介至相应评估机构进行残疾评估(见附件6—7)。评估机构将评估结果及转介信息反馈至市(地)级妇幼保健机构(见附件8)。由市(地)级妇幼保健机构反馈至所辖区(县)级妇幼保健机构。

（4）信息报送和工作衔接

市(地)级妇幼保健机构与辖区内残联进行信息交换。有康复需求的残疾儿童由残联负责联系康复机构,进行康复安置,开展机构康复、社区与家庭康复。

（5）0—6岁儿童残疾报告工作流程图

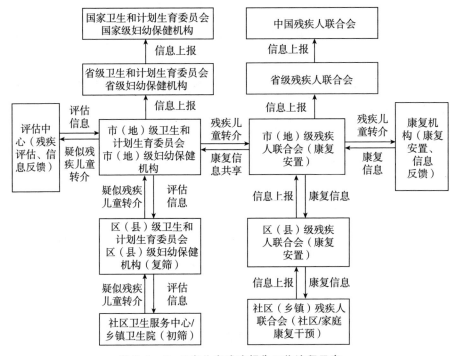

图5-1   0—6岁儿童残疾报告工作流程示意

2.7 岁及以上人群残疾报告工作流程

（1）残疾筛查

依托基本公共卫生服务网络,试验区社区卫生服务中心(站)、乡镇卫生院、村卫生室在建立居民健康档案、开展残疾人精准康复服务、家庭医生签约服务等服务过程中,根据《7 岁及以上人群残疾筛查问卷》(附件 9)及时发现辖区内的疑似残疾人,填写《7 岁及以上人群残疾筛查信息登记表》(附件 10),对疑似残疾人,经本人知情同意后,填写《7 岁及以上疑似残疾信息登记表》(附件 11)。每季度末将《7 岁及以上人群残疾筛查信息登记表》和《7 岁及以上疑似残疾信息登记表》汇总后报送街道(乡镇)残联。乡镇(街道)政府(办事处)和村委会配合残疾筛查相关组织工作。

（2）疑似残疾信息报送

街道(乡镇)残联每季度将《7 岁及以上人群残疾筛查信息登记表》和《7 岁及以上疑似残疾信息登记表》报送试验区残联。试验区政府协调相关行政部门做好疑似残疾人信息登记、汇总工作。

（3）组织残疾评定

试验区残联负责每季度对街道(乡镇)残联、政府相关职能部门报送的疑似残疾人信息进行核对,依据《中华人民共和国残疾人证管理办法》有关规定,组织疑似残疾人到残疾评定机构进行残疾评定,并将残疾人信息录入第二代残疾人管理系统,填写《7 岁及以上疑似残疾人群残疾评定结果登记表》(附件 12)。

（4）与残疾人管理相关工作衔接

县级残联对通过残疾评定的残疾人,完善后续康复等相关服务;对未通过残疾评定的高危人群进行信息追踪与管理,每半年对其近况进行反馈更新,实时监控高危人群残疾发展历程。

（5）信息上报

各试验区将残疾筛查和评定结果汇总后,将《7 岁及以上人群残疾筛查信息登记表》《7 岁及以上疑似残疾信息登记表》和《7 岁及以上疑似残疾人群残疾评定结果登记表》,上报省级残联,省级残联汇总后上报中国残联。

（6）7 岁及以上人群残疾报告工作流程图

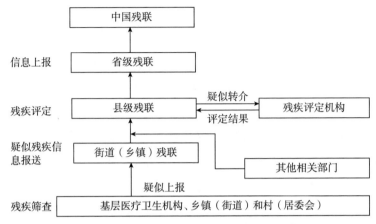

图 5-2　7 岁及以上人群残疾报告流程示意

四、信息管理与通报

1. 信息管理

（1）0—6 岁儿童

① 各筛查机构筛查人员按照规定的筛查表、登记表填写儿童、家长的信息及筛查结果,定期将筛查信息汇总上报到辖区妇幼保健机构。

② 妇幼保健机构定期收集、审核辖区内上报的残疾筛查工作报表及评估机构反馈的评估结果。

③ 残疾评估机构将转介儿童的残疾评估结果定期反馈至市（地）级妇幼保健机构。

④ 市（地）级妇幼保健机构与同级残联定期交换信息。

（2）7 岁及以上人群

① 县级残联

负责相关政策的宣传和动员工作。负责组织疑似残疾人筛查,受理本辖区内申请人办证申请,指定、组织残疾评定机构进行残疾类别和等级评定,填发残疾人证并对残疾信息进行审核以送往上级残联报审,对残疾人提供后续康复服务,对辖区内高危人群进行动态追踪,负责本级档案管理。

② 基层医疗卫生机构

负责开展残疾筛查工作,将疑似残疾人信息上报至残联。

③ 残疾评定机构

负责开展残疾评定工作,对经各级残联、各级医疗卫生机构转介、自发前来的疑似残疾人等进行残疾评定,将评定结果反馈给残联。

2. 通报

各级残联会同卫计行政部门组织开展督导检查,并施行季报制度。中国残联每季度汇总各地残疾报告信息,并予以通报。

五、监督管理

1. 卫生计生行政部门和残联建立区域残疾筛查工作监督管理和考核评估制度,开展筛查工作的质量控制,保障残疾筛查工作有效性、稳定性及连续性。

2. 建立残疾报告制度的质量控制体系,残疾筛查工作需定期开展逐级质量控制。各级质控均应将质控结果进行登记,质控人员对不能达到筛查工作要求的机构、人员应提出意见,并限期整改。

3. 质控指标

(1)筛查率:以区(县)为单位,某类残疾实际筛查人数占同期应筛查人数的百分比。

(2)转介率:以区(县)为单位,残疾筛查阳性的人群已转介到上级机构进行评估的人数占同期需要转介人数的百分比。

4. 各级单位在资料数据上报前要进行自查,并接受上级单位的监督检查。重点减少残疾数量的漏报、重报和错报,自查、核对发现的问题应及时重新核实和纠正,确保个案信息的真实、准确和完整。

5. 加强相关人员的培训,所有工作人员至少接受一次系统的培训,并进行考核。培训内容包括残疾筛查方法、报告工作程序和方法、各类表格的填写、数据录入等。

六、罚则

1. 地方各级残联和卫生计生等有关部门未依照残疾报告制度工作流程和规

范履行残疾报告工作职责,或者滥用职权、玩忽职守、徇私舞弊的,将对负有责任的领导人员和直接责任人员给予处分。

2. 医疗卫生机构、康复机构及其工作人员未依照制度工作流程和规范开展残疾报告工作的,由有关主管部门按照各自职责分工责令改正,给予警告;情节严重的,将对负有责任的领导人员和直接责任人员给予处分。

七、附则

残疾报告制度工作流程和规范以国家相关部门正式颁布的相关制度内容为准,自颁布之日起施行。

八、附件

1. 儿童发育问题预警征象

2. 社区(乡镇)0—6岁儿童残疾初筛登记表

3. 0—6岁儿童残疾初筛转介表

4. 区(县)0—6岁儿童残疾复筛表

5. 0—6岁儿童残疾复筛个案登记表

6. 市(地)0—6岁儿童残疾转介评估表

7. 0—6岁儿童残疾评估二联转介单

8. 评估机构0—6岁儿童残疾评估结果登记表

9. 7岁及以上人群残疾筛查问卷

10. 7岁及以上人群残疾筛查信息登记表

11. 7岁及以上疑似残疾信息登记表

12. 7岁及以上疑似残疾人群残疾评定结果登记表

第二节　残疾报告制度示范工程案例

残疾风险伴随每个人。我国有8500多万残疾人,占总人口的6.34%,平均每16人中就有1个残疾人。残疾给个人、家庭带来沉重的经济和精神压力,给社会造成沉重负担。残疾预防事关民生福祉,对健康中国建设和全面建成小康社会有着重大影响。党中央、国务院历来高度重视残疾预防工作。习近平总书记在全国卫生与健康大会上强调"增强全社会残疾预防意识,重视残疾人健康,努力实现残疾人'人人享有康复服务'的目标"①。

为进一步加强残疾预防工作,探索和创新残疾预防工作模式,有效控制残疾的发生发展,2016年6月,中国残联、国家卫计委(现卫生健康委)、公安部、国家安全生产监督管理总局、全国妇联等部门联合印发了《全国残疾预防综合试验区创建试点工作实施方案》。2016年8月,国务院办公厅正式印发《国家残疾预防行动计划(2016—2020年)》,将"推动残疾预防综合试验区试点"纳入任务安排。同年10月,中共中央、国务院印发《"健康中国2030"规划纲要》,再次对"推动残疾预防综合试验区试点"做出部署。开展残疾预防综合试验区创建试点工作是贯彻落实党中央、国务院决策、部署,推进《国家残疾预防行动计划(2016—2020年)》深入实施的重要任务。同年10月,中国残联在全国遴选、确定了100个县(市、区)承担残疾预防综合试验区创建试点任务。

建立残疾报告制度,形成统一的残疾信息管理体系是全国残疾预防综合试验区创建试点工作的重要目标之一。各试验区通过建立和完善残疾报告制度,及时、准确、全面地掌握各试验区残疾发生和致残原因的变化情况,对于各地区加强三级预防工作,探索和创新残疾预防工作模式,有效控制残疾发生发展具有重要意义。现将试验区中建立残疾报告制度的典型案例,总结如下。

一、报告范围与架构

1. 报告范围

(1) 0—6岁儿童:县(市、区)常住0—6周岁儿童。

(2) 7岁及以上人群:县(市、区)户籍7周岁及以上居民。现以两个乡镇(街道)为试点,试点工作完成后将全面推广实施。

---

① http://news.china.com.cn/2017-08/25/content_41471924.htm.

2. 报告内容

报告内容主要为视力、听力、言语、肢体、智力、精神等疑似残疾阳性人员的具体个人信息、疑似残疾类型及经济状况、残疾评定情况、康复情况等。

针对县(市、区)范围内 0—6 岁儿童残疾筛查的新发残疾儿童,对其残疾类型、严重程度和致残原因等信息及时进行登记,与残疾人证的发放和儿童康复工作进行衔接。

针对两个试点乡镇(街道)7 岁及以上人群进行了普遍筛查,确定疑似残疾人,并组织疑似残疾人开展残疾评定。对符合评残标准的及时发放残疾人证,同时为有康复需求的残疾人安排进行个性化的康复训练。

3. 组织架构和职责

(1) 0—6 岁儿童

由县(市、区)卫生健康委负责联系各医院结合儿童保健门诊做好残疾筛查报告及残疾评定工作,县(市、区)残联负责对已确诊残疾儿童进行康复服务和救助。具体分工如下:

县(市、区)卫生健康委:负责督促各县(市、区)属医院、社区卫生服务中心做好疑似残疾儿童的筛查、信息填报工作;会同县(市、区)残联对本县(市、区)户籍的疑似残疾儿童组织残疾评定;并督察本县(市、区)确诊残疾儿童的康复跟踪服务。

社区卫生服务中心或乡镇卫生院:在儿童保健门诊中,依据《0—6 岁儿童心理行为发育问题预警征象筛查表》初筛标准进行逐个筛查,对符合标准的疑似残疾儿童,填报信息报告卡和信息月报表,于每月定期报县(市、区)妇幼保健院。同时,对接收到的已确诊残疾儿童信息,在社区或乡镇干部的协助下,参照体弱儿管理程序开展康复跟踪服务,包括康复需求调查、家庭康复指导、康复转介、康复评估,并建立康复档案。

县(市、区)妇幼保健院:负责汇总各社区卫生服务中心或乡镇卫生院上报的资料,根据《全国残疾预防综合试验区重点干预项目儿童残疾筛查与诊断技术方案(试行)》,对初筛阳性的疑似残疾儿童进行复筛,并将汇总的《县(市、区)

0—6岁儿童发育复筛未通过和转介诊断登记表》《0—6岁儿童发育复筛未通过个案登记表》,于次月定期报县(市、区)残联、县(市、区)卫生健康委。同时,对复筛阳性的疑似残疾儿童和接收到的已确诊残疾的儿童信息,及时反馈社区卫生服务中心。

县(市、区)残联: 负责会同县(市、区)卫生健康委对本县(市、区)户籍的疑似残疾儿童组织残疾评定;负责本县(市、区)确诊残疾儿童的康复需求调查、康复指导、康复评估等康复跟踪服务,并对本县(市、区)已确诊残疾儿童提供抢救性康复救助。上报时间为办理中华人民共和国残疾人证后的一个月内。

乡镇(街道)残联: 协助社区卫生服务中心开展辖区内确诊残疾儿童的康复需求调查、家庭康复指导、康复转介、康复评估等康复跟踪服务。

(2) 7岁及以上人群

家庭责任医师在开展日常诊疗、签约服务及社区康复工作过程中开展残疾筛查,发现辖区内疑似残疾人后逐级上报,进行残疾评定,跟进康复服务。具体分工如下:

家庭责任医生: 对照《7周岁及以上人群残疾筛查问卷》进行残疾筛查,对发现的疑似残疾人,经本人知情同意后,填写《疑似残疾信息登记表》,每月定期将《疑似残疾信息登记表》报送给社区或乡镇。同时对发现的疑似残疾人及已持证残疾人进行康复指导与转介。

社区干部: 每月定期将本社区《疑似残疾信息登记表》报送至乡镇(街道)残联;将本社区残疾评定结果反馈至社区责任医生;与本社区家庭责任医生形成工作小组,配合该社区家庭责任医生进行入户筛查等工作。

乡镇(街道)残联: 对辖区内的疑似残疾人进行跟踪服务,及时告知残疾评定相关事项;对社区上报的疑似残疾信息进行汇总整理后,将《疑似残疾信息登记表》于每月定期上报县(市、区)残联;接受县(市、区)残联反馈的残疾评定结果,并将其反馈至社区。

县(市、区)残联: 依据《中华人民共和国残疾人证管理办法》,集中开展残疾评定工作;为符合残疾标准的残疾人免费办理残疾人证,并将残疾人信息录入第二代残疾人证管理系统;将残疾评定结果反馈至乡镇(街道)残联;每半年对未通过残疾评定的疑似残疾人进行信息跟踪与管理,实时监控高危人群残疾发展历程;对持证残疾人及时有效地跟进康复服务。

二、报告制度工作流程

1.0—6岁儿童

0—6岁儿童残疾报告与新发疑似残疾儿童报告一并进行。(部分县(市、区)已实施新发疑似残疾儿童信息线上实时监测。)

(1)筛查和诊断

初筛机构:各社区卫生服务中心、乡镇卫生院、村卫生室。已将0—6岁儿童残疾初筛纳入社区卫生服务中心、乡镇卫生院、村卫生室工作职责。各社区卫生服务中心、乡镇卫生院、村卫生室在儿童健康检查的同时,开展0—6岁儿童残疾初筛工作,填写转诊单,转介至复筛机构。

复筛机构:县(市、区)妇幼保健院。复筛机构对初筛未通过儿童进行复筛,并将筛查未通过儿童转介至诊断机构。

诊断机构:县级医院、市级医院、省级医院。诊断机构对复筛未通过儿童进行诊断,同时将诊断结果反馈至复筛机构和区残联。

(2)转介和随访

县(市、区)残联负责会同县(市、区)卫生健康委对本县(市、区)常住的疑似残疾儿童组织残疾评定,对本县(市、区)确诊残疾儿童提供康复需求调查、康复指导、康复评估等康复跟踪服务,对本县(市、区)已确诊残疾儿童提供抢救性康复救助,并将已确诊的残疾儿童信息在办理中华人民共和国残疾人证后的一个月内反馈给县(市、区)妇幼保健院,县(市、区)妇幼保健院将名单反馈给各社区卫生服务中心,各社区卫生服务中心对接收到的已确诊残疾儿童信息,在社区干部的协助下,开展康复跟踪服务,包括康复需求调查、家庭康复指导、康复转介、康复评估,并建立康复档案。

(3)残疾评定

评定机构:县级医院(残疾评定类型包括视力、听力、言语、肢体、孤独症、智力)。各残疾评定机构每月一次对疑似残疾儿童集中进行残疾评定。

（4）随访和康复服务

对0—6岁残疾儿童进行跟踪服务,每月通过《残疾儿童跟踪服务记录表》上报残疾儿童相关情况。有效开展儿童抢救性康复服务,提供残疾儿童基本康复服务补贴。对0—6岁的残疾儿童进行听力语言康复、肢体康复、智力康复、孤独症康复、脑瘫康复训练,并给予补贴。

2. 7岁及以上人群

报告流程见图5-3。

（1）残疾筛查

筛查机构:社区卫生服务中心、乡镇卫生院。各筛查机构家庭责任医师结合日常诊疗、签约服务,依据《7岁及以上人群残疾筛查问卷》进行逐个筛查,对发现的疑似残疾人,填写《7岁及以上人群残疾筛查信息登记表》,经知情告知后,填报《7岁及以上疑似残疾信息登记表》,每月上报至乡镇（街道）残联,由乡镇（街道）残联上报至县（市、区）残联。

（2）转介和随访

乡镇（街道）残联每季度汇总《7岁及以上人群残疾筛查信息登记表》和《7岁及以上疑似残疾信息登记表》,报县（市、区）残联备案。县（市、区）残联会同县（市、区）卫计局对本县（市、区）常住的疑似残疾人组织残疾评定,填写《7岁及以上人群疑似残疾人群残疾评定结果登记表》,同时将评定结果通过乡镇（街道）残联反馈至社区卫生服务中心。县（市、区）残联汇总《7岁及以上疑似残疾信息登记表》《7岁及以上疑似残疾人群残疾评定结果登记表》,上报相关数据信息,存档备查。

县（市、区）残联每半年对未通过残疾评定的疑似残疾人进行信息跟踪与管理,实时监控高危人群残疾发展历程,并对持证残疾人及时有效地跟进康复服务。

（3）残疾评定

评定机构:县级医院（残疾评定类型包括视力、听力、言语、肢体、精神、智力）。各残疾评定机构每月一次对疑似残疾人集中进行残疾评定,为符合残疾标准的残疾人免费办理残疾人证,并将残疾人信息录入第二代残疾人证管理系统。

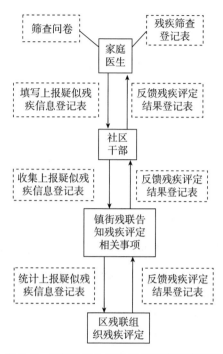

图 5-3　7 岁及以上居民残疾报告制度流程

（4）随访和康复服务

社区家庭责任医生对持证和非持证残疾人进行康复评估转介,对需要机构康复的,转介到县（市、区）残疾人康复中心进行康复;对需要社区康复的,转介至所在辖区的社区康复服务站;对需要家庭康复的,由社区家庭责任医生提供家庭康复指导和家庭病床服务。

一些县（市、区）为鼓励不愿接受残疾评定的疑似残疾人主动接受康复训练,在县（市、区）范围内出台康复训练补助政策,对有康复价值、符合条件的疑似残疾人,给予康复训练补助。

3. 现存问题

开展残疾筛查和报告,及时跟进康复服务,是减少残疾发生,减轻残疾程度的有效途径,但目前的工作流程和方法在全面推广上有一定困难。一是入户进行筛查的工作量大,常出现"居民家门难进,医生人力不足"的情况。二是残疾筛查登记表中涉及的内容较多,居民多有抵触情绪。三是《7 周岁及以上人群残疾筛查问卷》筛查效率低,如何提高筛查工具灵敏性,有待进一步研究完善。

4. 下一步工作要点

(1)加强培训交流,进一步优化工作流程

对儿保医生、妇保医生、社区家庭责任医生、社区干部等分批开展培训,进行互动交流,进一步明确工作职责,优化工作流程,提高工作效率。

(2)加强宣传教育,努力提高群众知晓率

加强残疾预防宣传教育,除在助残日、残疾预防日、国际残疾人日等节点由各部门共同参与开展大型宣传活动外,残疾预防综合试验区创建工作领导小组成员单位结合各自工作领域和日常工作,广泛开展残疾预防核心知识宣传,提高全民残疾预防意识和残疾预防核心知识的知晓率。

(3)提高筛查针对性,试点开展互联网+残疾报告制度

依托县(市、区)健康管理平台,在县(市、区)所属医院及社区卫生服务中心线上系统中加入残疾报告模块,对在眼科、五官科、骨科、神经内科、神经外科、精神科、心理科等疑似残疾发现率较高的重点科室就诊的初诊病人,医生在电脑界面中勾选是否疑似残疾选项,并记录信息;再利用智慧医疗平台采集信息,初步筛选出疑似残疾的对象,根据其住址将疑似残疾名单发送至各社区卫生服务中心,有针对性地进行医生上门复核筛查,对复筛阳性的人员再进行残疾评定,以提高筛查效率。实现县级医院与社区卫生服务中心信息实时共享,社区责任医生可第一时间查询本辖区内的疑似残疾人,进行上门复筛,提供康复咨询转介,使残疾人在第一时间发现、评定、康复。目前部分县(市、区)已完成线上软件开发并开展先期试点,通过试行不断完善工作流程,逐渐推广施行。

第六章　残疾评估报告撰写指南

残疾评估适用于残疾人社会保障体系、工伤保险赔偿、就业评估等。评估一般以医学诊断为主,一些通过测试得到的信息,如功能能力测试和有效的调查问卷,有时候也被包含在评价范围内,即需要临床医生针对个体进行病史记录,并进行多方面的功能限制医疗判断和调查问卷等,最终形成个体的残疾评估报告。功能限制有关的评估可能包括执行特定工作活动的能力等。

一般认为,重度损伤的存在与无法工作、无法参与社会活动等有很强的相关性,从而可能导致个体无法融入社会,而被认定为严重残疾。而对于中度损伤的个体,可通过残疾评估人员对其进行人口学背景调查、功能评估、工作潜力权衡等来确定他们是否会因损伤而无法融入社会,并导致残疾。评估人员可进一步分析评估结果,制定相应的干预和康复措施,使其更好地参与社会活动,融入社会。例如,曾有心肌梗死病史的患者,临床医生可收集该患者的相关信息,如人口学特征、运动代谢当量等,并进行相关分析,客观地评估该患者是否需要完全禁止久坐或特定的体力劳动,同时,制定相关康复措施,并向其推荐适合的活动等。

第一节　基本框架

一、个体残疾评估报告

对个体的残疾评估(图 6-1)是制定残疾康复计划的基础。其作用主要包括三个方面：（1）明确确定其社会适应水平；（2）为残疾个体确定康复目标提供科学依据；（3）为残疾个体参与社会活动进行预测。

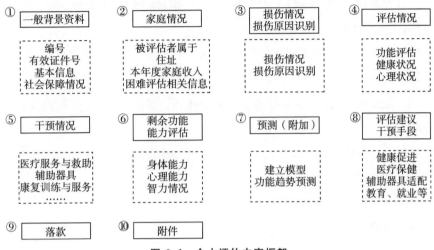

① 一般背景资料

　编号
　有效证件号
　基本信息
　社会保障情况

② 家庭情况

　被评估者属于
　住址
　本年度家庭收入
　困难评估相关信息

③ 损伤情况
　损伤原因识别

　损伤情况
　损伤原因识别

④ 评估情况

　功能评估
　健康状况
　心理状况

⑤ 干预情况

　医疗服务与救助
　辅助器具
　康复训练与服务
　……

⑥ 剩余功能
　能力评估

　身体能力
　心理能力
　智力情况

⑦ 预测（附加）

　建立模型
　功能趋势预测

⑧ 评估建议
　干预手段

　健康促进
　医疗保健
　辅助器具适配
　教育、就业等

⑨ 落款

⑩ 附件

图 6-1　个人评估内容框架

1. 一般背景资料

（1）编号：自行编制填写。

（2）有效证件号：必填项，原则上要求填写居民身份证号。如无法获取，也可填写护照、居民健康卡、社会保障卡、新农合医疗卡，无法获取的原因可在备注中说明；暂无身份证号的婴儿可填写出生证编号。

（3）基本信息

姓名：填写被评估者的名字，应与有效证件的姓名保持一致。

监护人姓名：6 岁及以下儿童要求填写儿童家长姓名，其他无民事能力的被评估者要求填写监护人姓名。

性别：填写社会性别。

出生日期：应详细填写出生年月日（公历）。

联系电话：填写联系方式，6 岁及以下儿童要求填写儿童家长联系方式，其他无民事能力的被评估者要求填写监护人联系方式，以便追踪、核实和随访。

职业：填写职业的目的是为了在进行个人评估报告汇总时发现残疾可能高发的职业，以便于管理和预防。原则是：①填写主要职业；②填写与该损伤发生关系密切的职业,如外卖送餐人员属于商业服务人员,而不填民工或餐饮食品业。

受教育程度:主要包括:①未上过学;②小学;③初中;④高中;⑤中专;⑥大学专科;⑦大学本科;⑧研究生。

婚姻状况:主要包括:①未婚;②初婚有配偶;③再婚有配偶;④离婚;⑤丧偶。

(4)社会保障情况:主要是为了了解个体社会保障情况,是否获得福利保障和补贴等。

参加社会保险情况(16岁以上填报):主要包括养老保险、医疗保险、工伤保险、失业保险以及未参加。

是否领取低保金。

是否领取过救济。

2. 家庭情况

对被评估者家庭基本情况进行信息采集,并进行家庭困难评估。本部分指标主要参考了胡义瑛的《社区公共卫生》中第三节,传染病信息报告与管理的报告卡内容[1]。

(1)被评估者属于:用于标识被评估者常住地址与评估医院所在地区的关系。

本县区:指被评估者为本地(县、区)常住居民;

本市其他县区:指被评估者为本市其他县(区)的常住居民;

本省其他地市:指被评估者为本省其他地(市)的常住居民;

其他省:指被评估者为其他省的常住居民;

港澳台:指被评估者为港澳台居民;

外籍:指被评估者为外籍居民。

(2)住址:填写长期居住(居住时间≥6个月)的地址。

(3)本年度家庭收入。

---

① 胡义瑛,刘可夫.社区公共卫生.北京:人民军医出版社,2007.

（4）困难评估相关信息：若不存在以下致贫情况，或不需要进行家庭困难评估可跳过。评估需根据群体信息进行分析，最终建立指标体系和设定分值。

① 住址所在地属于：表现了由于不同地区间经济发展不平衡而造成的区域性贫困的原因①。

国家级贫困县；

中西部县城/农村地区（除国家级贫困县）；

东部县城/农村地区（除国家级贫困县）。

② 家庭收入主要来源：表现了家庭成员的工作能力。

从事个体经营性话动；

无固定收入，以务农为生；

无固定收入，靠打零工为生；

下岗或无固定工作，靠亲戚朋友（或低保）资助。

③ 家庭住房情况：一定程度上表现了家庭经济水平。

自建房（农村）；

租赁；

借用。

④ 家庭是否发生意外情况：主要表现家庭所遭受的突发性致困原因②。

家庭所在地遭遇不可抗拒的重大自然灾害；

遭遇家庭成员伤亡等意外变故；

出现重大疾病意外急需救治；

家庭拥有负债（2万及以上，主要指迫于生活的借债，用于家庭建房，扩大经营除外）。

3. 损伤情况及损伤原因识别

通过病史询问和医学诊断了解损伤情况，并对损伤原因进行识别。可参照《人体损伤程度鉴定标准》（司法部发布，2014年1月1日实施）。临床医生应附

---

① 于超美,叶威惠,郑培晨.基于量化评估的贫困生认定体系探索——以北京大学地球与空间科学学院为例.高校辅导员学刊,2013,（3）:48—51.

② 同①.

上一份病历副本,并注明"病历已附于本报告内"。

（1）损伤情况

医学证据证明被评估者存在损伤以及鉴定损伤的严重程度,并简要说明被评估者损伤的时间。医学证据是整个残疾评估的核心证据,在被评估者允许的情况下,临床医生根据被评估者损伤的历史评估、审查和治疗情况帮助被评估者提供损伤证据。

（2）损伤原因识别

简要分析损伤原因来源及特征描述。

视力方面损伤原因来源可包括:①遗传、先天异常或发育障碍;②白内障;③青光眼;④沙眼;⑤角膜病;⑥视神经病变;⑦视网膜、色素膜病变;⑧屈光不正;⑨弱视;⑩外伤;⑪中毒;⑫其他;⑬原因不明。选择不超过两项。

听力方面损伤原因来源可包括:①遗传;②母孕期病毒感染;③传染性疾病;④自身免疫缺陷性疾病;⑤全身性疾病;⑥中耳炎;⑦老年性耳聋;⑧早产和低体重;⑨新生儿窒息;⑩高胆红素血症;⑪药物中毒;⑫创伤或意外伤害;⑬噪声和爆震;⑭其他;⑮原因不明。选择不超过两项。

言语方面损伤原因来源可包括:①唐氏综合征;②脑性瘫痪;③新生儿病理性黄疸;④早产、低体重和过期产;⑤腭裂;⑥智力低下;⑦脑梗死;⑧脑出血;⑨脑炎;⑩脑囊虫病;⑪喉、舌疾病;⑫听力障碍;⑬帕金森氏病;⑭多发性硬化;⑮脊髓侧索硬化;⑯脑外伤;⑰产伤;⑱孤独症;⑲癫痫;⑳CO 中毒;㉑其他;㉒原因不明。选择不超过两项。

肢体方面损伤原因来源可包括:①脑性瘫痪;②发育畸形;③侏儒症;④其他先天性或发育障碍;⑤脊髓灰质炎;⑥脑血管疾病;⑦周围血管疾病;⑧肿瘤;⑨骨关节病;⑩地方病;⑪脊髓疾病;⑫工伤;⑬交通事故;⑭脊髓损伤;⑮脑外伤;⑯其他外伤;⑰结核性感染;⑱化脓性感染;⑲中毒;⑳其他;㉑原因不明。选择不超过两项。

智力方面损伤原因来源可包括:①遗传;②脑疾病;③内分泌障碍;④惊厥性疾病;⑤新生儿窒息;⑥早产、低体重和过期产;⑦发育畸形;⑧营养不良;⑨母孕期外伤及物理伤害;⑩产伤;⑪工伤;⑫交通事故;⑬其他外伤;⑭中毒与过敏反应；⑮不良社会文化因素；⑯其他；⑰原因不明。选择不超过两项。

心理方面损伤原因来源可包括：①痴呆；②其他器质性精神障碍；③使用精神活性物质；④精神分裂症；⑤妄想性障碍；⑥分裂情感性障碍；⑦其他精神病性障碍；⑧心境障碍；⑨神经症性障碍；⑩行为综合征；⑪人格障碍；⑫孤独症；⑬癫痫；⑭其他；⑮原因不明。选择不超过两项。

4. 评估情况

对被评估者的残疾状况、健康状况、心理状况等信息进行采集。

（1）功能评估

对被评估者的残疾状况信息进行采集，并列出被评估者功能限制的细节内容，预期持续的时间，以及被评估者执行基本的工作活动的能力。可采用世界卫生组织 WHO-DAS Ⅱ 中文版（见第二节表 6-2）或健康调查简表（the MOS item short from health survey，SF-36）进行评估。

（2）健康状况

健康问题主要结论：可描述被评估者健康体检主要结论。

临床检查结果：建议使用被评估者健康体检数据，主要包括身体测量、功能检查和生理生化检测结果。身体测量包括身高、体重、腰围、臀围等测量；功能检查包括心电图、X 光、B 超（包括肝，胆，脾，肾，甲状腺和生殖系统）等影像学检查；生理生化检测，包括血、尿、便三大常规及生化（内含血糖、肾功、尿酸，钾、钠、钙等基本微量元素）、血脂（甘油三酯、总胆固醇、低密度脂蛋白）、肝功、乙肝五项、甲功五项、肿瘤标记物等。可增加特殊检查结果。

生活方式情况：自行设计生活方式调查问卷，内容包括饮食、运动习惯等。

（3）心理状况

主要描述被评估者心理状况，可采用症状自评量表（Symptom Checklist 90，SCL-90）进行评估。

5. 干预情况

主要描述被评估者已接受的干预措施，并对干预效果作出评价，如果效果不佳或损伤进一步加深，应说明原因，以进行下一步的措施调整、修正等。

干预措施可包括医疗服务与救助、辅助器具、康复训练与服务、教育费用补助或减免(6 岁以上)、职业教育与培训(12 岁以上)、就业安置或扶持(16 岁以上)、贫困残疾人救助与扶持、法律援助与服务、无障碍设施、信息无障碍等。

6. 剩余功能能力评估

个体的障碍和任何相关症状,如疼痛、偏瘫等,都可能导致身体和精神上的限制,影响个体在社会环境(工作、生活等)中的能力。个体的剩余功能能力是个体在限制情况下能做的最多的事情。根据个体信息记录中的所有相关证据评估个体的剩余功能能力(residual functional capacity)。当评估个体的剩余功能能力时,应考虑个体满足生理、心理、感官和其他工作要求的能力。

(1) 身体能力

当评估个体的身体能力时,首先评估个体的身体限制的性质和程度,然后确定个体的剩余活动能力、定期和持续的基础上的工作活动。有限的能力在执行某些体力要求的活动时,如坐、站、走、举、抬、推、拉或其他体力功能(包括操纵或姿势功能,如达到、处理、弯腰或蹲下),可能会降低个体做过去的工作和其他工作的能力。检查主要包括以下内容(主要参考了残疾人职业能力评估的内容与方法①)。

体重负荷检查:通过起立和行走检查下肢能否支撑身体的重量;坐和站位时双脚轮换踩地检查下肢的屈伸。

升降检查:通过在阶梯和斜面上行走,观察平衡状态。

机敏性检查:通过足跟转动,在平行棒内行走、跑、跳、单腿支撑等检查全身运动协调能力和平衡能力。

躯干动作检查:保持正常站位,扭转躯干、侧屈、双手提和搬重物,观察躯干灵活度。

低位动作检查:通过爬和蹲,主要观察全身动作的协调性。

手及手指动作的检查:通过手及手指的关节活动,拇指及其他四指对指、抓握、伸展,检查手指功能。

各种感觉检查:浅感觉(温度觉、触觉、痛觉)、深感觉(振动觉、运动觉)。

---

① 王莲屏.残疾人职业能力评估的内容与方法.中国康复,2005,20(2):120—121.

视力及听力检查:一般身体功能检查。

（2）心理能力

当评估个体的心理能力时,我们首先评估个体的心理局限和限制的性质和程度,然后定期和持续地确定个体活动的剩余功能能力。

（3）智力情况

进行某些脑力活动的能力有限,例如理解、记忆和执行指示的能力有限,以及适当反应能力有限,可能会降低个体的社会生活能力。

7. 预测

根据收集的量化指标对残疾的发展状态进行预测。一般通过收集大量样本数据,建立预测模型,再使用该模型对个体残疾发展趋势进行预测。

8. 评估建议及干预手段

主要干预措施可以为健康促进、医疗保健、辅助器具适配、教育、就业等。

（1）健康促进

根据以下不同情况实施健康促进策略:

年龄组别:0—6岁儿童、7—17岁青少年、成年人（孕产妇）、65岁及以上老年人。

危险因素:吸烟、饮酒、活动不足、不良饮食习惯等。

疾病:糖尿病、高血压、高血脂、脑卒中等。

机构:社区卫生服务中心、医院等。

也可开展宣传教育活动,或建立自助小组。**宣传教育**可通过以下活动开展:

家访:社区工作人员（网格员）对残疾人进行家访,向他们开展健康教育,例如如何保持健康的生活方式等,并给予具体的建议。

传统宣传方式:向残疾人及其家属发放健康促进资料（如宣传资料、小册子）。举办系列知识讲座,可使用参与式教学方法,如角色扮演、实用的示范、讨论、讲故事、解决问题的练习等。

媒体宣传:如广告、公益宣传片、微信公众号等,告知残疾人及其家属有关当地的健康促进方面的项目和服务,使他们能够获得维持健康的新知识。

知识培训:在医疗卫生部门的协助下,为残疾人提供培训。

特别要注意的是,需要编写或改编现有的为残疾人提供疾病的资料/读物,使它们适合残疾人及其家属,例如使用简单的语言,有简单的图表或插图,并制作残疾人个体可使用的材料,如盲文读物、有声读物等。

组织自助小组,使残疾人个体及其家庭成员相互分享共同的经历、情况和问题。

根据残疾人个体及其家庭成员的具体健康需求,组织建立不同的自助小组,如脊髓损伤自助组、视力障碍小组、听力障碍小组、脑瘫儿童家长组等,并主动参与社区健康促进活动,如关注世界健康日、残疾预防日和国际残疾人日等,组织健康营活动等。

（2）医疗保健

初级预防,即在疾病尚未发生时对病因而采取措施。这些措施主要针对的是人（如改变不良生活习惯、预防接种等）和人们生活的环境（如提供安全的饮用水、卫生设施、良好的生活与工作环境等）。

二级预防,即尽早地发现疾病或残损,并尽快对疾病或残损实施治疗措施,以减少疾病或者残损对个体的影响。应保证被评估个体在初级、二级或三级水平的医疗卫生系统均可获取医疗服务。在初级医疗机构（社区卫生服务中心、社区照护站）提供疾病急性期的简短的治疗（例如:感染）和对慢性病的常规治疗（例如:麻风病、癫痫、结核病、糖尿病）等医疗服务。县一级的大诊所或医院提供更专业化的医疗服务。省一级医院提供高度专业化的医疗服务,包括脑外科、癌症治疗和骨科手术等。通过转介机制,三级医疗机构建立重要联系。

医疗康复。在医院、家庭和社区提供从基本到专科的一系列的康复服务。如物理治疗、作业治疗、言语治疗、听力治疗、转移训练、义肢矫形、临床和辅助医疗等。并鼓励功能独立,训练残疾人及其家属用不同的方法去做活动,改善个体在日常生活中的技巧,如行走、交流、洗澡、上厕所、穿衣、进食、饮水、烹饪、家务等。康复服务通常从医疗机构开始,可向社区和家庭进行转介。

（3）辅助器具适配

根据综合评估结果,包括病历、考察目前功能、个人目标、现有辅助器具的评价及身体检查结果,为被评估个体提供辅助器具的个性化适配服务,以满足个人在他们的家里、学校、工作环境以及社区环境里的需求。常见的辅助器具有助行器、视力辅助器具和听力辅助器具等,重点普及助听器、助视器、假肢等残疾人急需的辅助器具。并提供以社区为基础的修理服务,例如为需要修理辅助器具的人们建立上门服务或在社区里的定期集合点。同时,在社区开展辅助器具租赁和回收再利用等服务,就近就便满足残疾人短期及应急辅助器具需求①。

（4）日间照料

在社区卫生服务中心、社区照护站为社区内生活不能完全自理的半失能残疾人提供膳食供应、个体照护、康复保健以及休闲娱乐等日间托养服务。

（5）居家照护

根据功能障碍个体家庭的不同状况,制定合适的家庭康复计划,并希望家庭成员能够协助康复计划的实施。

（6）心理咨询

提供专业的心理咨询服务,包括工作压力、情绪困扰、学习压力、人际关系、人生发展、亲子教育、自我成长、家庭婚姻等领域中面临的各种心理问题。

（7）教育

根据本地相关政策,提供教育服务,可包括教育费用补助或减免、送教上门、特殊教育学校等。

（8）就业

根据本地相关政策,提供就业相关服务,可包括职业教育与培训、就业安置或扶持、自主创业补贴等。

（9）其他

根据本地相关政策,提供相关服务,可包括贫困残疾人救助与扶持、法律援助与服务、无障碍化改造等。

---

① 国务院办公厅关于印发国家残疾预防行动计划（2016—2020 年）的通知——国家残疾预防行动计划（2016—2020 年）.中华人民共和国国务院公报,2016.（27）:13—18.

9. 落款

在评估报告的末尾需要写明评估组织名称或评估人员姓名,注明评估报告的完成时间和联系电话(组织机构电话或评估人员联系电话)等。

10. 附件

病历副本。

所有相关票据。

二、人群残疾评估报告

人群残疾评估报告与个体残疾评估报告有所区别,是对所收集的个案数据进行整理汇总后,使用适宜的流行病统计学的分析方法,描述各功能等级的特点及其影响因素,并根据影响因素进行相关预测,为残疾预防与康复政策和措施的制定、调整和评价提供依据。

人群残疾评估报告的主要内容包括评估范围和评估时段、被评估群体的基本情况、功能评估情况、功能情况和损伤原因的社会经济分析、重点人群分析、康复及医疗服务资源分析、主要干预措施及建议等。

1. 前言

概括总结本年度内人群残疾评估主要结果及所得到的结论,重点突出本年度人群功能评估结果主要特点、主要致残原因,重点人群功能评估结果和主要致残原因,干预措施建议等。

2. 正文

(1)基本情况描述

撰写报告地区(县、市、省)当地背景概况,包括当地自然、气象等相关情况,当地社会情况(人口状况、生活方式、文化等),经济发展情况(如社会经济结构,经济发展水平,政府财政投入,卫生保健投入等),人口信息,当地相关疾病与发病率(如高血压、糖尿病、脑卒中、地方病等),安全事件发生情况(生产安全事件、食品药品安全事故、交通事故起数、伤亡人数等)。

（2）被评估群体基本情况描述

简要描述被评估群体的人口学相关信息,如年龄、性别、受教育程度、职业等。

（3）家庭情况评估

简要描述被评估群体的家庭困难情况,利用家庭困难评估指标(见本章第二节)对群体数据进行分析,并建立相关模型,以最终确定适合本地区的评估体系。

（4）残疾评估分析

功能评估情况。分析主要功能问题。

损伤原因分析。简要汇总损伤原因,并分析主要损伤原因的人群(年龄、职业等)、地点(居住状况)分布情况。例如,某损伤原因案例以 0—6 岁以下儿童为主,占百分比(%);交通事故导致损伤以学生为主,占总数的百分比(%),其次为商业服务人员,占总数的百分比(%);生产安全事故导致损伤以流动人口为主,占总数的百分比(%)。

功能等级与损伤原因的相关性分析。分析了主要损伤原因后,可采用卡方检验、Logistic 回归分析等统计学方法分析功能等级与损伤原因的相关性。

（5）重点人群分析

重点人群可以分为 0—6 岁儿童、孕产妇和 65 岁及以上老年人。

重点人群基本情况。

重点人群残疾评估分析。

① 功能评估情况:分析重点人群主要功能问题。

② 损伤原因分析:简要汇总重点人群损伤原因,并分析主要损伤原因的地点分布情况等。

③ 功能等级与损伤原因的相关性分析。

④ 功能情况和损伤原因的社会经济分析。

（6）康复及医疗服务资源分析

机构基本情况主要包括机构配置和人力资源配置[1]。

① 机构配置:主要简述辖区内康复及医疗服务机构数量、床位配置情况。

① 姜雨彤.残疾人就业服务机构评估框架与指标体系.品牌(下半月),2015,(12):197.

② 人力资源配置：主要简述辖区内康复及医疗服务人员数量及配置情况。

机构服务能力包括服务量和服务效果。

① 服务量：主要简述康复及医疗服务机构进行残疾评估、干预和康复的次数，服务对象人数以及所产生的业务效益。

② 服务效果：主要简述被服务对象的满意度、工作人员的满意度以及被服务对象家属的满意度。

（7）主要干预措施及建议

提出针对性的干预措施与建议。

（8）预测

根据残疾的发生、残疾功能评估情况及有关因素，用分析判断和数学模型等方法对未来可能的残疾的发生和趋势做出预测，为制定预防和干预康复的近期或远期应对策略提供依据。

① 确定预测对象和预测时限

预测对象：需预测的功能状态应该是本辖区主要的功能状态。

预测时限：包括短期预测（1—3 年）和长期预测（3 年以上）。

② 选择预测方法，并进行预测分析

可采用混合线性模型回归预测、Cuzick 的趋势预测（Cuzick's test for trend）、逐步回归分析、时间序列回归模型等方法。

③ 评估预测效果

一般使用预测模型的准确度、特异性，或者接收者操作特征曲线（Receiver Operating Characteristic，ROC），或者回归模型的评估指标，如均方根误差（Root Mean Squared Error，RMSE）、决定系数（Coefficient of Determination）等对预测模型进行效果评估。

3. 结论

4. 建议采取的行动与措施

5. 附录

（1）每日报告信息记录表

各级评估机构应建立每日报告信息记录表，及时填写每日评估信息记录情况,以便于进一步追踪调查。内容应包括日期、个体评估报告质量、重点情况、核实情况、记录员等信息。

每日报告信息记录表

时间	评估报告质量 (逻辑错误、报告审核等)	重点情况	核实情况	审核时间	记录员

(2)突发事件记录

一年内突发重大公共卫生事件起数和每件事故致残例数,具体可按照以下原则进行简述:

按时间顺序简述一年内突发重大公共卫生事件;

事件发生后的响应过程、重要而关键的干预措施落实过程;

事故致残例数;

事故伤残人员干预和康复情况。

第二节 编制技术与方法

一、评估方法

1.功能评估

(1)WHO-DASⅡ

WHO-DASⅡ提供了目前较为常用且简洁有效的残疾程度量化方法。目前该方法覆盖认知(理解和交流)、机动(移动和出行)、生活自理能力(自我护理、吃穿等独立生活必备项)、相处(与他人和睦相处且进行交流)、日常生活能力(工作、生活、娱乐和责任感)以及参与活动能力(参与日常活动)等六大生活主模块。在每一个模块中,设置从0(无)到4(极重)五个等级对严重程度进行划分。可根据需要实行采访、当事人自行完成或监护人代理完成,整个调查大约需要花费20分钟。分值见表6-1。

表6-1　WHO-DAS II 分值说明

分值	等级	适应行为	表现				
			自我照料	理解与交流	工作学习	社会参与	他人照料
116分及以上	一级	严重障碍	生活完全不能自理,忽视自己的生理、心理的基本要求	不与人交往	无法从事工作,不能学习新事物	需要环境提供全面、广泛的支持	生活长期、全部需他人监护照料
106—115分	二级	重度障碍	生活大部分不能自理	基本不与人交往,只与照顾者简单交往,能理解照顾者的简单指令,能表达自己的基本需求	有一定学习能力	偶尔被动参与社交活动,需要环境提供广泛的支持	监护下能从事简单劳动,大部分生活仍需他人照料
96—105分	三级	中度障碍	生活上不能完全自理	可以与人进行简单交流,能表达自己的情感	能独立从事简单劳动,能学习新事物,但明显比一般人差	被动参与社交活动,偶尔能主动参与社交活动,需要环境提供部分的支持,即所需要的支持服务是经常性的、短时间的需求	部分生活需由他人照料
52—95分	四级	轻度障碍	生活上基本自理,但自理能力比一般人差,有时忽略个人卫生	能与人交往,能表达自己的情感,体会他人人情感的能力较差	能从事一般的工作,学习新事物的能力比一般人稍差	偶尔需要环境提供支持	一般情况下生活不需要由他人照料

表 6-2　世界卫生组织残疾评估量表 II（WHO-DAS II）

姓名：　　　　性别：　　　　年龄：　　　　评估日期：　　年　　月　　日

请您考虑在最近 30 天内,您像往常一样从事以下各项活动时遇到了多大的困难,请在 5 个选项中选择最合适的一个:0=无;1=轻度;2=中度;3=重度;4=极重度/不能。

项目	评分				
	无	轻度	中度	重度	极重
	0	1	2	3	4
1.理解与交流					
1.1 集中做事 10 分钟					
1.2 记住做重要的事					
1.3 在日常生活中分析并找到解决问题的办法					
1.4 学习新事物					
1.5 大体上了解人们说什么					
1.6 发起并继续一次谈话					
2.身体移动					
2.1 长时间站立(如 30 分钟)					
2.2 从座位上站起来					
2.3 在家里来回移动					
2.4 走出家门					
2.5 长距离行走(如 1 公里)					
3.自我照料					
3.1 洗澡					
3.2 穿衣					
3.3 进食					
3.4 自己生活数日					
4.与他人相处					
4.1 与陌生人相处					
4.2 保持友谊					
4.3 与关系密切的人相处					
4.4 结交新朋友					

（续表）

项目	评分				
	无	轻度	中度	重度	极重
	0	1	2	3	4
4.5 性活动					
5.生活活动					
5.1 承担家庭责任					
5.2 很好地完成您最重要的家务劳动					
5.3 干完您需要做的所有家务劳动					
5.4 按照需要,尽快完成家务劳动					
工作或学习(如果您有工作或是一名学生,请继续回答5.5—5.8,否则跳到6)					
5.5 您的日常工作					
5.6 很好地完成您最重要的工作任务					
5.7 完成您需要做的所有工作					
5.8 按照需要尽快完成您的工作					
6.社会参与					
6.1 您周围环境的阻碍和限制,使您产生多大困难					
6.2 其他人的态度和行为对您有尊严地生活造成多大的困难					
6.3 您同其他人一样参加社区活动时,存在多大困难					
6.4 因为您的健康问题,您的家庭遇到多大的困难					
6.5 您在自己的健康或疾病结局上花费多少时间					
6.6 您的健康问题对情绪的影响有多大					
6.7 您和您的家庭在您的健康问题上的经济花费有多大					
6.8 您自己在放松和休闲上遇到多大困难					
总分					

（2）健康调查简表（SF-36）

健康调查简表是美国波士顿健康研究发展而来的,并于1991年由浙江大学医学院社会医学教研室将该表翻译成中文版[①]，见表6-3。健康调查简表对被评估者健康状态进行信息采集，包括生理机能、生理职能、躯体疼痛、一般健康状况、精力、社会功能、情感职能以及精神健康等8个方面。

分值计算：假设每个问题的权重相等，则将每个问题直接转换为0—100分。得分越低，残疾等级越高：得分越高，残疾等级越低。0分为严重残疾，100分为没有残疾。为了计算分数，有必要购买专门的软件。该表适合于人群评估，最低应答率应大于65人。

表6-3　健康调查简表

1	总体来讲,您的健康状况是	①非常好②很好③好④一般⑤差
2	跟1年以前比您觉得自己的健康状况是	①比1年前好多了②比1年前好一些③跟1年前差不多④比1年前差一些⑤比1年前差多了
3	以下这些问题都和日常活动有关。请您想一想,您的健康状况是否限制了这些活动? 如果有限制,程度如何?	
3.1	重体力活动。如跑步举重、参加剧烈运动等	①限制很大②有些限制③毫无限制
3.2	适度的活动。如移动一张桌子、扫地、打太极拳、做简单体操等	①限制很大②有些限制③毫无限制
3.3	手提日用品。如买菜、购物等	①限制很大②有些限制③毫无限制
3.4	上几层楼梯	①限制很大②有些限制③毫无限制
3.5	上一层楼梯	①限制很大②有些限制③毫无限制
3.6	弯腰、屈膝、下蹲	①限制很大②有些限制③毫无限制
3.7	步行1500米以上的路程	①限制很大②有些限制③毫无限制
3.8	步行1000米的路程	①限制很大②有些限制③毫无限制
3.9	步行100米的路程	①限制很大②有些限制③毫无限制
3.10	自己洗澡、穿衣	①限制很大②有些限制③毫无限制

---

① 王功琪,徐小燕,何龑.初治肺结核患者的生活质量现况调查.解放军护理杂志,2018,35(24):29—33.

（续表）

4	在过去4个星期里,您的工作和日常活动有无因为身体健康的原因而出现以下这些问题?	
4.1	减少了工作或其他活动时间	①是②不是
4.2	本来想要做的事情只能完成一部分	①是②不是
4.3	想要干的工作或活动种类受到限制	①是②不是
4.4	完成工作或其他活动困难增多(比如需要额外的努力)	①是②不是
5	在过去4个星期里,您的工作和日常活动有无因为情绪的原因(如压抑或忧虑)而出现以下这些问题?	
5.1	减少了工作或活动时间	①是②不是
5.2	本来想要做的事情只能完成一部分	①是②不是
5.3	干事情不如平时仔细	①是②不是
6	在过去4个星期里,您的健康或情绪不好在多大程度上影响了您与家人、朋友、邻居或集体的正常社会交往?	①完全没有影响②有一点影响③中等影响④影响很大⑤影响非常大
7	在过去4个星期里,您有身体疼痛吗?	①完全没有疼痛②有一点疼痛③中等疼痛④有中度疼痛⑤严重疼痛⑥很严重疼痛
8	在过去4个星期里,您的身体疼痛影响了您的工作和家务吗?	①完全没有影响②有一点影响③中等影响④影响很大⑤影响非常大
9	以下这些问题是关于过去1个月里您自己的感觉,对每一条问题所说的事情,您的情况是什么样的?	
9.1	您觉得生活充实	①所有的时间②大部分时间③比较多时间④一部分时间⑤小部分时间⑥没有这感觉
9.2	您是一个敏感的人	①所有的时间②大部分时间③比较多时间④一部分时间⑤小部分时间⑥没有这感觉

（续表）

9.3	您的情绪非常不好,什么事都不能使您高兴起来	①所有的时间②大部分时间③比较多时间④一部分时间⑤小部分时间⑥没有这感觉
9.4	您的心里很平静	①所有的时间②大部分时间③比较多时间④一部分时间⑤小部分时间⑥没有这感觉
9.5	您做事精力充沛	①所有的时间②大部分时间③比较多时间④一部分时间⑤小部分时间⑥没有这感觉
9.6	您的情绪低落	①所有的时间②大部分时间③比较多时间④一部分时间⑤小部分时间⑥没有这感觉
9.7	您觉得筋疲力尽	①所有的时间②大部分时间③比较多时间④一部分时间⑤小部分时间⑥没有这感觉
9.8	您是个快乐的人	①所有的时间②大部分时间③比较多时间④一部分时间⑤小部分时间⑥没有这感觉
9.9	您感觉厌烦	①所有的时间②大部分时间③比较多时间④一部分时间⑤小部分时间⑥没有这感觉
10	不健康影响了您的社会活动(如走亲访友)	①所有的时间②大部分时间③比较多时间④一部分时间⑤小部分时间⑥没有这感觉
11	请看下列每一条问题,哪一种答案最符合您的情况?	
11.1	我好像比别人容易生病	①绝对正确②大部分正确③不能肯定④大部分错误⑤绝对错误
11.2	我跟周围人一样健康	①绝对正确②大部分正确③不能肯定④大部分错误⑤绝对错误

（续表）

11.3	我认为我的健康状况在变坏	①绝对正确②大部分正确③不能肯定④大部分错误⑤绝对错误
11.4	我的健康状况非常好	①绝对正确②大部分正确③不能肯定④大部分错误⑤绝对错误

2. 家庭困难评估

可采用我们建议的指标①，见表6-4。利用群体数据进行分析，建立适用于本地区的指标评估体系。

表6-4　各大类致困原因的比重和各小类量化因子的赋值情况

序号	致困原因	量化因子	所占比重/（%）	量化赋值
1	住址所在地	国家级贫困县	20	20
		中西部县城/农村地区（除国家级贫困县）		12
		东部县城/农村地区（除国家级贫困县）		6
2	家庭收入主要来源	从事个体经营性活动	30	10
		无固定收入，以务农为生		28
		无固定收入，靠打零工为生		20
		下岗或无固定工作，靠亲戚朋友（或低保）资助		30
3	家庭住房情况	自建房（农村）	20	5
		租赁		10
		借用		20
4	家庭意外情况	家庭所在地遭遇不可抗拒的重大自然灾害	30	20
		遭遇家庭成员伤亡等意外变故		30
		出现重大疾病意外急需救治		10
		家庭拥有负债		5

---

① 于超美，叶威惠，郑培晨.基于量化评估的贫困生认定体系探索——以北京大学地球与空间科学学院为例. 高校辅导员学刊，2013，（3）：48—51.

也可以自行探索建立本地区家庭困难状况评估指标体系,以《社会救助暂行办法》和本地区《社会救助条例》为依据,紧紧围绕家庭困难状况,科学设置评估指标,细化实化指标内容,合理确定指标分值。如甘肃省民政厅在农村低保对象"3+1"综合测评认定办法的基础上,探索建立了农村低保家庭贫困状况评估指标体系。该指标体系由家庭成员情况、家庭收入情况、家庭财产情况、家庭大额支出情况、民主评议情况等5个指标组成,采取百分制计分方式,综合评估得分最高者,为最困难家庭。

3. 心智剩余功能评估

可采用我们建议的指标,见表6-5(参考SSA的评估体系)。利用群体数据进行分析,建立适用于本地区的指标评估体系。

表6-5　心智剩余功能评估表

序号	项目	无明显局限	一般局限	标志性局限	没有证据的局限性	根据现有证据无法评分
A	理解和记忆					
1	有能力记忆位置和工作流程					
2	有能力理解和记住简短的说明					
3	有能力理解和记住详细的说明					
B	集中注意并保持注意力					
4	有能力按照简短的说明进行相关操作					
5	有能力按照详细的说明进行相关操作					
6	有能力保持注意力集中					
7	有能力在计划的一个行程中保持活跃,并能保持守时的规律参与行程					
8	有能力在没有特别监督的情况下维持一个正常的工作程序					
9	有能力与他人合作完成工作,并不给他人带来困扰					

（续表）

序号	项目	无明显局限	一般局限	标志性局限	没有证据的局限性	根据现有证据无法评分
10	有能力做简单的工作相关的决定					
11	有能力在没有心理症状的影响下完成一天的工作和一周的工作,并能在休息时长不合理的情况下保持一定的工作效率					
C	社会交往					
12	有能力与普通大众进行适宜的交往					
13	有能力询问简单的问题或者寻求帮助					
14	有能力接受指令,并对主管的批评作出适当的回应					
15	有能力与同事相处,并不给他们造成困扰或表现出行为极端					
16	有能力保持适宜的社会行为,并能遵循基本的整洁干净的标准					
D	适应性					
17	有能力适应合理的工作调换					
18	有能力识别一般的危险,并能实施相应的预防措施					
19	有能力去不熟悉的地方旅行或使用公众交通工具					
20	有能力不依赖他人而设定现实的目标或制作计划					

二、统计分析方法

1. 描述性分析

描述性分析主要是对收集的数据进行统计性描述,包括频数分析、集中趋势分析等。在本报告中,可以根据不同地区、时间、人群等进行分组,描述损伤原因、残疾功能分级等的分布情况,进而获得相关线索,如高危人群、易发生功能障碍的地区等。

2. 相关性分析

残疾评估报告采用相关性分析方法分析功能等级与损伤原因的相关性。值得注意的是,相关并不是因果,仍需要进行进一步的研究和分析。相关性分析方法一般有 Pearson 相关、Spearman 秩相关、卡方检验、线性回归、Logistic 回归等。

Pearson 相关系数是最常用的相关系数,结果值在-1 到 1 之间,负值为反相关,正值为正相关。该系数绝对值越大,说明相关性越强。但需要两个变量符合正态分布。Spearman 秩相关系数不要求变量的分布为正态分布,可以是等级变量。卡方检验则可用于分析两组之间的相关性,比如,人群按年龄分为三组,0—17 岁,18—59 岁,60 岁以上,同时将功能等级分为 5 组,对人群年龄组和功能等级组进行卡方检验,检验两组是否具有统计学差异,即可获得两组之间是否存在相关性的结果。若无明显统计学差异,则两组不相关的可能性较大。

线性回归模型可用于分析多个自变量和因变量之间的相关性。例如,将功能等级看作连续性因变量,分析年龄、地区、民族、损伤原因等自变量与功能等级之间的相关性,可使用线性回归模型,得到相关结果。Logistic 回归一般用于二分类因变量的分析,比如将功能等级合理地分为两个等级,可分析多个自变量与功能等级之间的相关性。一般使用决定系数 R^2 判断回归模型的拟合程度,结果越接近 1,说明拟合程度越好。

3. 预测

在过去研究中,大量的模型和方法被用来预测残疾的发展趋势。总结前人的预测方法,针对个体残疾的预测主要有:

(1) 混合线性模型回归预测

当变量较多而且变量里包含固定效应变量和随机效应变量时,即可利用混合线性模型进行预测。混合线性模型在长期的残疾状况预测中具有较高的功效。Hendriks 等人(2016)利用混合线性模型对焦虑症和恐慌症病人的残疾趋势进行预测,通过 4 年的持续跟踪研究,利用 WHODASII 作为评估残疾的标准,通过调查问卷的方式来量化残疾,同时控制年龄、性别、伴侣状态等环境因素,发现虽然病人的状态非常不一致,但焦虑唤起和回避行为是预测焦虑症和恐慌的良好因子[1][2]。

(2) Cuzick 的趋势预测

Cuzick 的趋势预测是 Wilcoxon 秩和检验的延伸,目的在于检验 3 个及以上的次序数据组的趋势。Puolakka 等人(2009)利用 Cuzick 的趋势预测研究 HAQ-DI 预测早期类风湿关节炎患者长期生产力损失,发现前 6 个月的 HAQ-DI 的变化水平与后续工作能力的关系不密切,6 个月用药后病人的 HAQ-DI 能够预测至少 5 年内的工作能力,以及相应的工作能力损失;两者之间的联系近乎线性,直到最大值为止[3]。

(3) 逐步回归分析

逐步回归分析方法在于自动通过多次迭代选择最优变量进行回归和预测。在调查问卷中,鉴于残疾的多样性和调查问卷设置题目与残疾之间联系的紧密程度不同,通过选择潜在解释变量获得更好的回归效果,将有利于提高模型预测能力。逐步回归恰好能够解决变量选择的问题。在早期类风湿关节炎研究中,Evers 等人(2003)利用逐步回归模型对 78 位早期类风湿关节炎患者 3—5 年内致残和疼痛相关因子进行分析,结果表明,消极应对疼痛的复制以及在诊断为早期类风湿性关节炎时的社会支持水平低下是导致该病恶化的主要因素,根据这些因素进行治疗将有利于病情的扭转[4]。

---

① Hendriks SM, Spijker J, Licht CMM, et al. Long-Term Disability in Anxiety Disorders. Bmc Psychiatry. 2016,16(1):1—8.

② Paulsen JS, Long JD, Ross CA, et al. Prediction of Manifest Huntington's Disease with Clinical and Imaging Measures: A Prospective Observational Study. Lancet Neurology. 2014, 13(12): 1193—1201.

③ 同②.

④ Evers AWM, Kraaimaat FW, Geenen R, et al. Pain Coping and Social Support as Predictors of Long-term Functional Disability and Pain in Early Rheumatoid Arthritis. Behaviour Research & Therapy. 2003, 41(11): 1295—1310.

第三节　相关事项

一、个体残疾评估报告写作的基本要求

1. 系统性

全面评估残疾个体的身体机能、心理素质与状态等①。

2. 科学性

要求对残疾个体的评估能够客观地反映残疾个体能力发展的水平和可能性,即评估时要注重科学性,包括客观性、可靠性和正确性②。

3. 实用性

在进行评估工作时,应注重残疾个体的康复需求和社会活动需求,进行有针对性的评估,且应具有易操作性。

二、群体残疾评估报告写作的基本要求

群体残疾评估报告撰写要有针对性、真实性、科学性、实用性和流畅性③。

1. 针对性

报告要针对残疾预防和康复工作中亟待解决的问题进行分析和讨论,为相关政策措施的制定提供重要依据。

2. 真实性

报告必须采用适宜的分析方法,对所收集到的客观资料进行认真的分析和研究,并进行合理的推理,得出科学的结论。

3. 科学性

科学性是指报告在方法论的特点、论述的内容上要具有科学可信性。写作

---

① 何青.论残疾人职业评定的意义、原则、内容与方法.中国康复理论与实践,1996,2(1):35—37.

② 同①。

③ 周志忠,让蔚清.突发公共卫生事件调查报告写作刍议. 中国应急管理,2010,(1):27—29.

中一切要遵循科学原理,符合客观实际,一切要讲究理论依据和事实依据。在评估报告中需采用专业术语。

4. 实用性

评估报告要有实际的应用价值,对社会、对学科有存在价值和推进的作用。特别是应对当前工作具有参考价值,对面上或全局工作具有指导意义。

5. 流畅性

评估报告应注意审核和修改,注意主题突出、文字精炼,用词准确,尽量避免使用模糊语言。

总之,残疾评估报告的写作形式多样,在实际工作中工作人员应该根据具体情况选择适合的形式,规范、及时地报告、传递信息。

第七章　残疾监测报告制度内容及编制说明

第一节　残疾监测报告制度简介

残疾是一个发展问题,因此需要国家进行持续监测来了解残疾人口的发生发展情况,为残疾的预防和康复提供数据支持。通过残疾报告制度,一个国家或地区可以收集更多的新发残疾人信息,并补充以往未涉及的残疾高危人群信息。将残疾报告形成的数据与全国残疾人人口基础数据进行整合,推动现行的有关残疾人状况的监测调查不断扩大其调查对象的范围,将会得到残疾相关的基础数据、残疾高危人群的健康数据、残疾人社会保障、医疗保障、康复情况(需求与利用)、教育、劳动就业、经济、生活环境状况(住房、无障碍情况、文化体育)等各种数据,做到全面、准确、及时地了解残疾人口的发生发展情况[①]。

中国有一定的残疾监测调查基础。在第二次全国残疾人抽样调查后,为及时了解掌握中国残疾人状况的变化,给残疾人事业发展提供及时可靠的依据,中残联于 2006 年开始研究建立全国残疾人状况监测系统,并于 2007 年启动工作,到 2014 年每年发布《年度残疾人状况及小康进程监测报告》,2007—2014 年的监测基于第二次全国残疾人抽样调查样本框架,在 734 个县级样本中抽选小区

---

① 裴丽君.建立以人群为基础的残疾监测系统,为残疾人事业发展提供基础平台.人口与发展,2013,19(2):84—89.

作为监测样本单位;2015 年开始对所有持证残疾人进行监测并更名为"全国残疾人基本服务状况和需求专项调查"并发布报告;2016 年更名为"全国残疾人基本服务状况和需求信息数据动态更新调查",并一直沿用至今。2015 年的专项调查与 2016 年的动态更新调查在问卷内容方面基本保持一致,相比于 2007—2014 年的监测,虽然调查中无"监测"两字,但实际上仍是对残疾人群的监测调查,只不过由部分残疾人群变为全部持证残疾人群。对历年的调查进行梳理,见表 7-1。

表 7-1 残疾人监测调查梳理(2007 年至今)

名称	主要内容
2007 年度全国残疾人状况及小康进程监测	监测起止时间:2006.4.1—2007.4.1 调查对象:基于第二次全国残疾人抽样调查基本框架,在 734 个县级样本中各抽选一个调查小区作为国家级监测样本单位,对该小区已定性的全部残疾人及其家庭状况进行监测。 样本量:实际监测 22 095 人。 调查内容:监测的主要内容根据中国残疾人小康指标体系和第二次全国残疾人抽样调查的主要指标确定,包括残疾人生存、发展和环境状况,涉及残疾人生活、康复、教育、就业、社区服务、无障碍环境、法律服务等方面的状况及变化情况。
2008 年度全国残疾人状况及小康进程监测	监测起止时间:2007.4.1—2008.4.1 调查对象:与 2007 年度监测中的监测样本单元相同,调查每个监测样本单元中所有二抽中确定的残疾人。 样本量:实际监测 20 697 人。 调查内容:与 2007 年度监测相同。
2009 年度全国残疾人状况及小康进程监测	监测起止时间:2008.4.1—2009.4.1 调查对象:监测的小区数量相比于 2007、2008 年度扩大一倍,在第二次全国残疾人抽样调查原有的 734 个县、市、区内,各增加了一个监测小区,监测样本单位由 734 个小区扩大到 1467 个,调查每个监测样本单元中所有二抽中确定的残疾人。 样本量:实际监测 34 866 人。 调查内容:与 2007 年度监测相同。

（续表）

名称	主要内容
2010 年度全国残疾人状况及小康进程监测	监测起止时间:2009.4.1—2010.4.1 调查对象:与 2009 年度监测中的监测样本单元相同,调查每个监测样本单元中所有二抽中确定的残疾人。 样本量:实际监测 32 645 人。 调查内容:与 2007 年度监测相同。
2011 年度全国残疾人状况及小康进程监测（2007—2010 年首轮监测完成,启动了 2011—2015 年新一轮监测）	监测起止时间:2010.11.1—2011.11.1 调查对象:监测了全国 734 个县、市、区中的 1468 个小区中的所有二抽中确定的残疾人,并通过筛查评定新补充了一定样本量。 样本量:实际监测 42 780 人,其中经过筛查评定,新补充 12 724 人。 调查内容:与 2007 年度监测相同。
2012 年度全国残疾人状况及小康进程监测	监测起止时间:2011.11.1—2012.10.31 调查对象:监测样本单位与 2010 年度监测相同,调查每个监测样本单位中所有已定性(二抽确定+2010 年评定补充)的残疾人。 样本量:实际监测 39 825 人。 调查内容:与 2007 年度监测相同。
2013 年度全国残疾人状况及小康进程监测	监测起止时间:2012.11.1—2013.10.31 调查对象:监测样本单位与 2010 年度监测相同(但调查小区数减少了 4 个,变为 1464 个),调查每个监测样本单位中所有已定性残疾人。 样本量:实际监测 37 199 人。 调查内容:与 2007 年度监测相同。
2014 年度全国残疾人状况及小康进程监测	监测起止时间:2013.11.1—2014.10.31 调查对象:监测样本单位与 2010 年度监测相同(但调查小区数减少了 4 个,变为 1464 个),调查每个监测样本单位中所有已定性残疾人。 样本量:实际监测 37 199 人。 调查内容:与 2007 年度监测相同。未找到,按照 2011 年发布的《关于开展新一轮全国残疾人状况监测工作的通知》,应当包含 2014 年的工作。

（续表）

名称	主要内容
2015 年度全国残疾人基本服务状况和需求专项调查	调查起止时间:2014.6—2015.7 调查对象:在全国残疾人人口基础数据库中登记并持有第二代中华人民共和国残疾人证的残疾人,以及在数据库中登记而暂未持证的疑似残疾儿童。 样本量:实际调查 26 639 559 人(其中持证残疾人 26 543 269 人,登记未持证残疾儿童 96 290 人)。 调查内容:共 36 项调查指标,包括残疾人在生活救助、社会保障、康复服务、辅具服务、接受教育、就业帮扶、扶贫开发、住房保障、无障碍改造、权益维护等方面的现有服务状况、托底服务需求等内容。
2016 年度全国残疾人基本服务状况和需求信息数据动态更新调查	调查起止时间:2015.7.1—2016.6.30 调查对象:以在全国残疾人人口基础数据库中持有二代中华人民共和国残疾人证的残疾人为调查对象。 样本量:实际调查 29 951 873 人(截止到 2016 年 10 月 29 日①)。 调查内容:与 2015 年度专项调查内容相同。
2017 年度全国残疾人基本服务状况和需求信息数据动态更新调查	调查起止时间:2016.7.1—2017.6.30 调查对象:以在全国残疾人人口基础数据库中持有二代中华人民共和国残疾人证的残疾人为调查对象。 样本量:实际调查 31 630 398 人。 调查内容:在 2016 年度 36 项调查指标基础上增至 41 项,登记内容包括:经济及住房、教育、就业扶贫、社会保障、基本医疗和康复、无障碍及文化体育等方面的服务和需求状况。
2018 年度全国残疾人基本服务状况和需求信息数据动态更新调查	调查起止时间:2017.7.1—2018.6.30 调查对象:以在全国残疾人人口基础数据库中持有二代中华人民共和国残疾人证的残疾人为调查对象。 样本量:实际调查 33 076 247 人。 调查内容:与 2017 年度动态更新调查内容相同。

　　注:表格中内容主要来自于中国残疾人联合会官方网站,部分来自于对于现存纸质版资料(如调查问卷、调查工作手册)的查阅,其他的数据来源已经在表格中标出。

　　通过梳理我们可以看到,2007 年到 2013 年的监测调查是基于第二次全国

　　①　轩闻.让扶残助残更加精准化——2016 年度全国残疾人基本服务状况和需求数据动态更新工作顺利完成.中国残疾人,2017,(2):23—23.

残疾人抽样调查的样本单元,抽取其中 1 或 2 个小区进行的调查,因此样本量较小;2015 到 2018 年的专项调查与动态更新调查面向全国残疾人基础数据库中的全部持证残疾人,每年样本量保持在 3000 万左右,样本量比之前的监测调查扩大很多,但距离覆盖全部残疾人群体仍有很大的距离。一方面,所有持证残疾人的信息包含在全国残疾人人口基础数据库之中,但基础数据库中还有大量的未持证残疾人——中残联于 2008 年启动建设全国残疾人人口基础数据库,截止到 2017 年年底,基础数据库中共收集 4020 万残疾人数据,其中包括 2811.5 万持证残疾人信息和 1208.5 万未持证残疾人数据[①],所以即便是 2015 年之后,针对持证残疾人的专项调查与动态更新调查也没有覆盖当前全部已登记(识别出来的)残疾人;另一方面,中国仍有许多未登记(未识别出来的)残疾人,按照中国残疾人口 8502 万计算,2013 年年底已登记残疾人仅占 46.6%,未登记残疾人超过实际总残疾人口的半数,而对于这部分残疾人信息的收集正是残疾报告制度的工作目标。此外,残疾报告制度还会收集残疾高危人群的信息。

　　综上,现有的残疾人监测工作主要有以下几点不足:一是调查对象的选取基于登记入基础数据库的持证残疾人,而对于基础数据库中的未持证残疾人以及未登记残疾人情况没有涉及,因此远远无法了解实际残疾人群体每年的发生与发展情况;二是未涉及残疾高危人群的情况,如健康信息等,因此无法对此人群进行风险控制与管理;三是对于残疾儿童的相关信息了解不足,如 2015 年专项调查中残疾儿童占实际调查人数的比例仅为 0.4%。

　　由于残疾报告制度存在"依托基本公共卫生服务,主动筛查、诊断评定、上报残疾人信息"这一机制,相比于被动地接受残疾人申请,我们可以尽可能多地识别出更多的未登记残疾人以及残疾高危人群(未通过诊断的 0—6 岁疑似残疾儿童,和未通过评定的 7 岁及以上疑似残疾人),通过与现有的全国残疾人基础数据库结合,加入了未登记残疾人,扩大样本量,加之不断扩大现有的残疾人监测调查中的目标人群(从登记持证残疾人到登记持证残疾人+登记未持证残疾人+加未登记残疾人),形成了基于全人群的残疾监测数据库,为残疾监测报告提供了数据基础。

---

　　① 中国残疾人联合会编. 中国残疾人事业统计年鉴 2014.中国统计出版社,2014.

　　下文我们将分别介绍残疾监测简报、季报、年报以及年鉴的内容及编制说明,主要以各类报告中所需要包含的指标体系以及各类指标的解释为主。考虑到数据的可得性,我们借鉴了现有的残疾人监测调查的相关材料,通过梳理《2013 年度全国残疾人状况及小康进程监测报告》以及《2017 年度全国残疾人基本服务状况和需求信息数据动态更新数据报告》中所包含的具体指标作为基础,结合残疾报告制度所能提供的新的数据,整理出加入残疾报告制度后所形成的基于全人群的残疾监测数据库中所能提供的数据指标的最大可行域。进行以上分析的思路如下:我们认为对于现有的动态更新(监测)工作来说,由于已经形成了相对完备的工作机制,因此会继续进行下去,并且受到监测的人群将会不断扩大;而残疾报告制度也将在不久的将来逐步建立,形成一套长效机制。那么新识别出的未登记残疾人数据将会与全国残疾人基础数据库整合,作为日后残疾人监测调查的目标群体。虽然样本量的增大必然会增加许多工作量,但随着调查不断向计算机化、电子化、网络化发展,数据收集、更新的效率将会不断提高,因此有很大程度的可行性。

　　2007—2014 年全国残疾人状况及小康进程监测的主要内容根据中国残疾人小康指标体系和第二次全国残疾人抽样调查的主要指标确定,所以我们选取 2013 年度的监测报告作为这几次监测报告中指标体系的代表。依据《2013 年度全国残疾人状况及小康进程监测报告》,我们整理出指标体系[①]如表 7-2。考虑到指标的时宜性,我们初步去掉了残疾人家庭家用电器拥有情况和残疾人家庭人均生活用电量两个指标。

表 7-2　全国残疾人状况及小康进程监测报告指标体系(2013 年度)

基本情况指标	个人:年龄、性别、户口性质、(适龄残疾人)婚姻、(18 岁及以上)受教育程度、残疾等级、残疾种类、残疾儿童监护人。 家庭:家庭户规模。

---

① 历年的监测报告实际包含"残疾人状况监测报告"与"残疾人小康进程监测报告"两部分,两个报告的指标计算均基于每年的监测调查。"残疾人状况监测报告"指标较多但不成体系,"残疾人小康进程监测报告"指标分为生存状况、发展状况、环境状况三大类,成体系但是指标较少,因此本文将两个报告的指标进行结合并重新进行了分类。

（续表）

经济指标	个人：家庭人均可支配收入/结构、家庭人均消费性支出/结构。 家庭：家庭恩格尔系数。
社会保障 指标	个人：城镇残疾人参加社会保险情况（基本养老、基本医疗）、城镇职工残疾人参加社会保险情况（基本养老、基本医疗、失业保险、工伤保险、生育保险）、农村残疾人参加新农合情况、残疾人领取生活保障金情况、残疾人获得救济情况。
康复指标	个人：接受过（各项）康复服务情况。
教育指标	个人：6—14岁残疾儿童接受义务教育情况、6—17岁残疾儿童就读学校类型。
劳动就业 指标	个人：就业比例、找工作途径、未就业原因、未就业生活来源。
生活环境 指标	个人：人均住房建筑面积、对社区服务满意度、参与社区文化体育活动情况、对无障碍设施和服务的满意度。 家庭：家庭住房状况、家庭接受法律服务情况、接受过法律援助或司法救助的残疾人家庭对其满意度。
需求指标	家庭：家庭救助需求情况（医疗救助、生活救助、康复救助、教育救助）。

　　从2015年开始进行了面对全部持证残疾人的专项调查，2016年改名为动态更新并延续至今，相比于2007—2014年的监测指标体系，由于调查目标的不同而发生了变化，因此我们依据《2017年度全国残疾人基本服务状况和需求信息数据动态更新数据报告》，整理出指标体系如表7-3。考虑到与残疾监测目标的相关性和指标体系的简洁性，我们初步去掉了报告中"农村建档立卡贫困残疾人"的分析部分。

表7-3　全国残疾人基本服务状况和需求信息数据动态
更新数据报告指标体系（2017年度）

基本情况 指标	个人：户口性质、居住区域、机构居住、性别、年龄、（15岁及以上）受教育程度、婚姻状况、残疾程度、残疾类别、地区分布。
经济及 住房指标	家庭：非农业户口家庭经济状况（低于低保标准、低于当地收入/低保边缘标准、其他）、农业户口家庭经济状况（建档立卡贫困人口、其他贫困人口、其他）、非农业户口家庭住房类型、农业户口家庭住房状况。

（续表）

基本情况指标	个人：户口性质、居住区域、机构居住、性别、年龄、（15岁及以上）受教育程度、婚姻状况、残疾程度、残疾类别、地区分布。
社会保障指标	个人：参加社会保险状况（养老保险、医疗保险、其他保险）、参加城镇职工社会保险状况（养老保险、医疗保险、其他保险、未参加）、参加城乡居民社会保险情况（养老保险、医疗保险）、残疾人社会保险缴费补贴状况、残疾人社会救助情况、残疾人福利补贴情况、残疾人托养服务情况。
医疗与康复指标	个人：家庭医生签约状况、过去两周患病情况、过去两周就诊状况、未就诊（未治疗）原因、接受过的康复服务、未得到康复服务的原因。
教育指标	个人：3—5周岁残疾儿童在学情况、6—14周岁残疾儿童在学情况、6—14周岁残疾儿童未入学原因、在校残疾人就读学校情况。
就业扶贫指标	个人：就业状态、就业形式、未就业状况、未就业原因、未就业生活来源、就业帮扶现状。
生活环境指标	个人：参加村（社区）文体活动状况、不经常参加村（社区）文化体育活动的原因。 家庭：家庭无障碍改造状况。 社区：村（社区）无障碍建设情况（综合服务中心、医疗机构、学校和幼儿园、银行或信用社、商店小卖部、文体活动中心）、村（社区）康复服务站状况、为残日间照料机构情况、为残居家服务情况、组织残疾人残疾文体活动情况、社区健身体育指导员情况。
需求指标	个人：就业帮扶需求、托养服务需求、康复服务需求。 家庭：无障碍改造需求。

　　接下来我们开始构建基于全人群的残疾监测数据库中所应包含的核心指标。通过比较我们可以发现，动态更新的指标体系相比之前的监测指标体系更加详细，两者又有所区别。两类调查在"就业"方面指标基本一致，我们保留动态更新中新出现的"就业扶贫现状"这一指标；在"社会保障"方面的指标也较为相近，我们保留动态更新中新出现的"托养服务"，并对"社会救助与社会福利"进行重新整理。差别较大的是"经济情况"和"住房情况"，监测调查了每个家庭的各项收入和支出，所以得到家庭人均的收入、支出结构以及恩格尔系数，而动

态更新调查以非农业户口中的"低保"以及农业户口中的"贫困"作为分类标准，对家庭户进行分类而未进行详细的收支情况调查，两类调查中对于残疾人家庭经济情况的调查指标都很有价值，都应保留。对于目前残疾人家庭户详细收支情况的可得性问题，实际上从 2017 年开始，中残联已经在全国启动了残疾人家庭收入状况调查，对全国 31 个省（自治区、直辖市）142 个县（市、区）的 10 000 个残疾人家庭户进行调查，并在 2013 年建立起全国残疾人家庭收入状况调查制度，从 2018 年到 2020 年每年连续开展入户调查，因此对于残疾人家庭的详细收支情况，我们有一定的数据库支持，但样本量有待扩大。对于"住房情况"，监测中有"家庭住房状况"和"人均住房面积"两个指标，并放在了"生活环境"指标维度中，而动态更新则调查了"非农业户口家庭住房类型"与"农业户口家庭住房状况"，两个调查对于"住房情况"测量的角度不同，相比之下我们认为后者的测量指标更能反映问题且操作性较高，故只保留动态更新中有关"住房情况"的条目，并放入"生活环境"维度；家庭户规模一项也并入"生活环境"维度。"基本情况"中，我们去掉监测中的"残疾儿童监护人"和动态更新中的"居住区域""机构居住"两个指标，并保留其余重合以及有差异的指标。对于受教育程度的起始年龄，我们选择 15 岁，动态更新调查的"教育"方面指标包含了监测调查的指标，因此我们以动态更新的指标为准。对于"康复"部分，监测调查中涉及的内容较少，而动态更新中除了加入"未得到康复的原因"之外，还加入了一些医疗服务有关的指标，这对于了解残疾人健康状况至关重要，因此保留。对于"生活环境"，两者均调查了"文化体育活动参与情况"，我们去掉监测调查中的各类满意度调查，保留"家庭接受法律服务情况"，同时也保留动态更新中的"家庭无障碍改造状况"，对于社区层面的指标我们也做保留。最后，对于"需求"方面，我们保留两类调查中的指标并进行整理。

　　整理之后，增加残疾人的致残原因信息以及动态更新中有关高危残疾人的人口统计学变量、疑似残疾类型，以及所有已登记残疾人和未来残疾报告制度新识别出的未登记残疾人的致残原因信息，我们构建出基于全人群的残疾监测数据库的指标体系，如表 7-4。

表 7-4　基于全人群的残疾监测数据库指标体系

基本情况	残疾人:年龄、性别、民族、户口性质、受教育程度(15 岁以上)、婚姻状况、残疾类别[×]、残疾程度、致残原因、地区分布、居住机构。
	高危人群:年龄、性别、民族、户口性质、受教育程度(15 岁以上)、职业类型^{××}、婚姻状况、(疑似)残疾类别[×]、地区分布。
康复	接受康复服务情况、未得到康复服务的原因。
医疗	家庭医生签约状况、过去两周患病情况、过去两周就诊状况、未就诊原因。
教育	3—5 周岁残疾儿童在学情况、6—14 周岁残疾儿童在校情况、6—14 周岁残疾儿童未入学主要原因、在校残疾人就读学校情况。
就业	就业/未就业状况、就业形式、未就业主要原因、未就业主要生活来源、就业帮扶现状。
社会保障	保险:参加城镇职工社会保险情况、参加城乡居民社会保险情况、接受社会保险缴费补贴情况。 社会救助接受情况。 社会福利补贴接受情况。 托养服务:接受情况、需求。
经济	家庭人均可支配收入/结构、家庭人均消费性支出/结构(恩格尔系数)、经济状况(农业、非农业)。
需求	康复需求、托养服务需求、就业帮扶需求、家庭无障碍改造需求。
生活环境	个人:参加村(社区)文体活动状况、未经常参加原因。 家庭:家庭无障碍改造状况、家庭户规模、家庭住房类型(非农业)、家庭住房状况(农业)。 法律:家庭接受法律服务状况。

注:[×]0—6 岁残疾儿童、残疾高危儿童的孤独症归类为精神残疾。^{××}考虑到部分种类的残疾与职业的高相关性,我们希望对高危人群的调查能够加入有关职业的信息,现有的残疾报告制度中没有对于职业类型的调查,我们希望在日后的工作中加入。

第二节　简报内容及编制说明

简报旨在向政府相关部门与公众定期报告有关残疾人群、残疾高危人群的核心指标,及时发布有关残疾发生发展的情况。我们规定每月进行一次发布,报告的指标包含监测数据库指标体系中的残疾人和高危人群的基本情况。简报还有一个重要的特点是反映核心指标的变化情况，所以以下各类指标除了反映本月的情况之外，还需要与上 3 个月的情况进行比较。以户口性质为例，表格的基本形式示例如下：

户口性质	$N-3$ 月		$N-2$ 月		$N-1$ 月		N 月	
	人数	比例	人数	比例	人数	比例		
农业								
非农业								
合计								

一、残疾人基本特征

1. 年龄分布：5 岁年龄组，上开口，各年龄组的人数、比例。

2. 性别结构：男性、女性的人数、比例。

3. 民族：分成汉族和少数民族，各类别的人数、比例。

4. 户口性质：农业户口、非农业户口残疾人的人数、比例。

5. 受教育程度：针对 15 岁以上的群体，分为未上过学、小学、初中、高中（含中专）、大学专科、大学本科、研究生，各类别的人数、比例。

6. 婚姻状况：针对 20 岁以上的群体，分为未婚、已婚有配偶、离婚、丧偶，各类别的人数、比例。

7. 残疾类别构成：分为听力残疾、视力残疾、肢体残疾、言语残疾、智力残疾、精神残疾、多重残疾，各类别的人数、比例。

8. 残疾程度构成：分为一级（极重）、二级（重度）、三级（中度）、四级（轻度），各类别的人数、比例。

9. 致残原因：依照第二次抽查对各残疾种类的致残原因的呈现，每种残疾类别下不同致残原因的人数、比例。

10. 地区分布：分 31 个省（自治区、直辖市）的残疾人人数、比例。

11. 机构居住情况:居住在敬(养)老院、福利院、荣军院的残疾人与未居住在上述机构残疾人的人数、比例。

二、残疾高危人群基本特征

1. 年龄分布:5 岁年龄组,上开口,各年龄组的人数、比例。

2. 性别结构:男性、女性的人数、比例。

3. 民族:分成汉族和少数民族,各类别的人数、比例。

4. 户口性质:农业户口、非农业户口残疾人的人数、比例。

5. 受教育程度:针对 15 岁以上的群体,分为未上过学、小学、初中、高中(含中专)、大学专科、大学本科、研究生,各类别的人数、比例。

6. 职业类型:参考 2015 年《中华人民共和国职业分类大典》中的 8 个职业大类:①党的机关、国家机关、群众团体和社会组织、企事业单位负责人;②专业技术人员;③办事人员和有关人员;④社会生产服务和生活服务人员;⑤农、林、牧、渔业生产及辅助人员;⑥生产制造及有关人员;⑦军人;⑧其他。从残疾风险与职业类型的相关性角度来看,我们实际上应该更加关注"生产制造及有关人员"并细分,如泰国 2013 年的一篇关于工业分布(industrial distribution)和严重工作伤害(永久性残疾和死亡)的研究中,研究者重点关注了从事工业的工作人员并细分成采矿人员、制造业、公用事业(public utilities)、建筑业、运输和通信、贸易和其他服务业,并发现制造业工人的严重工作伤害负担最高①。

7. 婚姻状况:针对 20 岁以上的群体,分为未婚、已婚有配偶、离婚、丧偶,各类别的人数、比例。

8. (疑似)残疾类别构成:分为听力残疾、视力残疾、肢体残疾、言语残疾、智力残疾、精神残疾、多重残疾,各类别的人数、比例。

9. 地区分布:分 31 个省(自治区、直辖市)的残疾人人数、比例。

---

① Yamakawa M, Sithisarankul P, Yorifuji T, et al. Industrial Distributions of Severe Occupational Injuries Among Workers in Thailand. Journal of Occupational Health, 2013, 55(5): 415—421.

第三节　季报内容及编制说明

季报以季度为周期,相比于简报,季报包含的指标体系更加复杂。但是有部分指标需要在更长时间的间隔中记录才可行或是更有价值,这些指标应在年报/年鉴中呈现而不是在季报中呈现,如康复、社会保障、需求、生活环境维度的指标,以及就业维度中的未就业主要来源和未就业帮扶现状指标。因此,相比于简报,季报新加入的指标有医疗、教育的全部指标和就业维度中的部分指标。

一、残疾人基本特征

季报与简报的规则相同,下面只呈现指标名称。

1. 年龄分布

2. 性别结构

3. 民族

4. 户口性质

5. 受教育程度

6. 婚姻状况

7. 残疾类别构成

8. 残疾程度构成

9. 致残原因

10. 地区分布

11. 机构居住情况

二、残疾高危人群基本特征

季报与简报的规则相同,下面只呈现指标名称。

1. 年龄分布

2. 性别结构

3. 民族

4. 户口性质

5. 受教育程度

6. 职业类型

7. 婚姻状况

8. （疑似）残疾类别构成

9. 地区分布

三、残疾人医疗情况

1. 家庭医生签约状况

1.1 概况：签约与未签约残疾人数、残疾总人数、签约比例（签约比例＝签约家庭医生人数/总人数×100%）。

1.2 分性别家庭医生签约状况

1.3 分户口性质家庭医生签约状况

1.4 分残疾程度家庭医生签约状况

1.5 分残疾类别家庭医生签约状况

1.6 分地区家庭医生签约状况

2. 过去两周患病状况

2.1 概况：患病与未患病残疾人数、残疾总人数、患病及未患病比例（患病比例＝患病人数/总人数×100%，未患病比例＝未患病人数/总人数×100%）。

2.2 分性别残疾人过去两周患病状况

2.3 分户口性质残疾人过去两周患病状况

2.4 分残疾程度残疾人过去两周患病状况

2.5 分残疾类别残疾人过去两周患病状况

2.6 分地区残疾人过去两周患病情况

3. 过去两周就诊情况

3.1 概况：患病人数、就诊人数、就诊率（就诊率＝就诊人数/患病人数×100%）。

3.2　分性别残疾人过去两周就诊情况

3.3　分户口性质残疾人过去两周就诊情况

3.4　分残疾程度残疾人过去两周就诊情况

3.5　分残疾类别残疾人过去两周就诊情况

3.6　分地区残疾人过去两周就诊情况

4. 患病残疾人未就诊原因

4.1　概况:未就诊原因分为"自感病轻、经济困难、就诊麻烦、无时间、其他",可多选,呈现各类别人次和比例(比例＝某一类未就诊原因的人次/未就诊总人数×100%)。

4.2　分性别患病残疾人未就诊原因

4.3　分户口性质患病残疾人未就诊原因

4.4　分残疾程度患病残疾人未就诊原因

4.5　分残疾类别患病残疾人未就诊原因

4.6　分地区患病残疾人未就诊原因

四、残疾人受教育情况

1. 残疾儿童在学情况:3—5 周岁(学前阶段)

1.1　概况:在学人数、不在学人数、残疾人学前教育毛入园率(残疾人学前教育毛入园率＝3—5 周岁在园残疾儿童数/3—5 周岁残疾儿童数×100%)。

1.2　分性别 3—5 周岁残疾儿童在学情况

1.3　分户口性质 3—5 周岁残疾儿童在学情况

1.4　分残疾程度 3—5 周岁残疾儿童在学情况

1.5　分残疾类别 3—5 周岁残疾儿童在学情况

1.6　分地区 3—5 周岁残疾儿童在学情况

2. 残疾儿童在学情况:6—14 周岁(义务教育阶段)

2.1　概况:在学人数、不在学人数、残疾儿童在学率(残疾儿童在学率＝6—14 周岁在校残疾儿童数/6—14 周岁残疾儿童数×100%)。

2.2 分性别 6—14 周岁残疾儿童在学情况

2.3 分户口性质 6—14 周岁残疾儿童在学情况

2.4 分残疾程度 6—14 周岁残疾儿童在学情况

2.5 分残疾类别 6—14 周岁残疾儿童在学情况

2.6 分地区 6—14 周岁残疾儿童在学情况

3. 残疾儿童未入学主要原因:6—14 周岁(义务教育阶段)

3.1 概况:未入学主要原因分为"残疾程度较重、家庭经济困难、无学校接收、交通不便、推迟入学年龄、家长无意愿",呈现各类别残疾儿童人数与比例(比例=某一类未入学原因的残疾儿童人数/未入学残疾儿童总人数×100%)。

3.2 分性别 6—14 周岁残疾儿童未入学主要原因

3.3 分户口性质 6—14 周岁残疾儿童未入学主要原因

3.4 分残疾程度 6—14 周岁残疾儿童未入学主要原因

3.5 分残疾类别 6—14 周岁残疾儿童未入学主要原因

3.6 分地区 6—14 周岁残疾儿童未入学主要原因

4. 在校残疾人就读学校情况:3—5 周岁在园残疾儿童和 6—14 周岁在校残疾儿童

4.1 概况:就读学校类型分为"普通教育机构、特殊教育机构",呈现各类别残疾儿童人数与比例(比例=某一类就读学校类型的残疾儿童人数/在校残疾儿童总人数×100%)。

4.2 分性别在校残疾人就读学校情况

4.3 分户口性质在校残疾人就读学校情况

4.4 分残疾程度在校残疾人就读学校情况

4.5 分残疾类别在校残疾人就读学校情况

4.6 分地区在校残疾人就读学校情况

五、残疾人就业情况

1. 就业(未就业)状况

1.1 概况:就业人数、未就业人数、16—59 岁残疾人数、就业比例、未就业比例(就业比例=残疾人就业人数/16—59 岁残疾人数×100%,未就业比例=残疾人未就业人数/16—59 岁残疾人数×100%)。

　　1.2　分性别残疾人就业(未就业)状况

　　1.3　分户口性质残疾人就业(未就业)状况

　　1.4　分残疾程度残疾人就业(未就业)状况

　　1.5　分残疾类别残疾人就业(未就业)状况

　　1.6　分地区残疾人就业(未就业)状况

　　2. 在业残疾人就业形式状况

　　2.1　概况:就业形式分为"按比例就业、集中就业、个体就业(含自助创业)、公益性岗位就业、辅助性就业、农村种养加、灵活就业",呈现各类就业形式的人数和比例(比例=某一类就业形式的人数/在业人数×100%)。

　　2.2　分性别在业残疾人就业形式状况

　　2.3　分户口性质在业残疾人就业形式状况

　　2.4　分残疾程度在业残疾人就业形式状况

　　2.5　分残疾类别在业残疾人就业形式状况

　　2.6　分地区在业残疾人就业形式状况

　　3. 残疾人未就业主要原因

　　3.1　概况:未就业主要原因分为"在校学习、退休、无就业意愿、无就业技能、丧失劳动力、农用土地被征用、其他",呈现各类未就业原因的人数和比例(比例=某一类未就业原因的人数/未就业总人数×100%)。

　　3.2　分性别残疾人未就业主要原因

　　3.3　分户口性质残疾人未就业主要原因

　　3.4　分残疾程度残疾人未就业主要原因

　　3.5　分残疾类别残疾人未就业主要原因

　　3.6　分地区残疾人未就业主要原因

第四节　年报内容及编制说明

年报是以年度作为发布周期的报告,反映一年内残疾人、高危人群的发生发展情况,相比于简报、季报,其指标体系更为复杂、完善,包含我们在上文中构建的基于全人群的残疾监测数据指标体系的所有内容。此外,年报同样应有与往年情况的比较。

一、残疾人基本特征

年报与简报、季报的规则相同,下面只呈现指标名称。

1. 年龄分布

2. 性别结构

3. 民族

4. 户口性质

5. 受教育程度

6. 婚姻状况

7. 残疾类别构成

8. 残疾程度构成

9. 致残原因

10. 地区分布

11. 机构居住情况

二、残疾高危人群基本特征

年报与简报、季报的规则相同,下面只呈现指标名称。

1. 年龄分布

2. 性别结构

3. 民族

4. 户口性质

5. 受教育程度

6. 职业类型

7. 婚姻状况

8.（疑似）残疾类别构成

9. 地区分布

三、残疾人康复情况

1. 接受康复服务情况

1.1　概况：康复服务种类分为"手术、药物、功能训练、辅助器具、护理、未得到"，可多选，呈现各类别人数和比例（比例＝接受某一类康复的人次/残疾人总人数×100%）。

1.2　分性别残疾人接受康复服务情况

1.3　分户口性质残疾人接受康复服务情况

1.4　分残疾程度残疾人接受康复服务情况

1.5　分残疾类别残疾人接受康复服务情况

1.6　分地区残疾人接受康复服务情况

2. 未得到康复服务的原因

2.1　概况：未得到康复服务的原因分为"不了解相关知识和信息、经济困难、交通不便、其他"，可多选，呈现各类别人次和比例（比例＝某一类未得到康复服务原因的人次/未得到康复服务残疾人总人数×100%）。

2.2　分性别残疾人未得到康复服务的原因

2.3　分户口性质残疾人未得到康复服务的原因

2.4　分残疾程度残疾人未得到康复服务的原因

2.5　分残疾类别残疾人未得到康复服务的原因

2.6　分地区残疾人未得到康复服务的原因

四、残疾人医疗情况

年报与季报的规则相同,下面只呈现指标名称。

1. 家庭医生签约状况

1.1　概况:签约与未签约残疾人数、残疾总人数、签约比例

1.2　分性别家庭医生签约状况

1.3　分户口性质家庭医生签约状况

1.4　分残疾程度家庭医生签约状况

1.5　分残疾类别家庭医生签约状况

1.6　分地区家庭医生签约状况

2. 过去两周患病状况

2.1　概况:患病与未患病残疾人数、残疾总人数、比例

2.2　分性别残疾人过去两周患病状况

2.3　分户口性质残疾人过去两周患病状况

2.4　分残疾程度残疾人过去两周患病状况

2.5　分残疾类别残疾人过去两周患病状况

2.6　分地区残疾人过去两周患病情况

3. 过去两周就诊情况

3.1　概况:患病人数、就诊人数、就诊率

3.2　分性别残疾人过去两周就诊情况

3.3　分户口性质残疾人过去两周就诊情况

3.4　分残疾程度残疾人过去两周就诊情况

3.5　分残疾类别残疾人过去两周就诊情况

3.6　分地区残疾人过去两周就诊情况

4. 患病残疾人未就诊原因

4.1　概况:各类别人次和比例

4.2　分性别患病残疾人未就诊原因

4.3　分户口性质患病残疾人未就诊原因

4.4　分残疾程度患病残疾人未就诊原因

4.5　分残疾类别患病残疾人未就诊原因

4.6　分地区患病残疾人未就诊原因

五、残疾人受教育情况

年报与季报的规则相同,下面只呈现指标名称。

1. 3—5 周岁(学前阶段)残疾儿童在学情况

1.1　概况:在学人数、不在学人数、残疾人学前教育毛入园率

1.2　分性别 3—5 周岁残疾儿童在学情况

1.3　分户口性质 3—5 周岁残疾儿童在学情况

1.4　分残疾程度 3—5 周岁残疾儿童在学情况

1.5　分残疾类别 3—5 周岁残疾儿童在学情况

1.6　分地区 3—5 周岁残疾儿童在学情况

2. 6—14 周岁(义务教育阶段)残疾儿童在学情况

2.1　概况:在学人数、不在学人数、残疾儿童在学率

2.2　分性别 6—14 周岁残疾儿童在学情况

2.3　分户口性质 6—14 周岁残疾儿童在学情况

2.4　分残疾程度 6—14 周岁残疾儿童在学情况

2.5　分残疾类别 6—14 周岁残疾儿童在学情况

2.6　分地区 6—14 周岁残疾儿童在学情况

3. 6—14 周岁(义务教育阶段)残疾儿童未入学主要原因

3.1　各类别残疾儿童未入学主要原因的人数与比例

3.2　分性别 6—14 周岁残疾儿童未入学主要原因

3.3　分户口性质 6—14 周岁残疾儿童未入学主要原因

3.4　分残疾程度 6—14 周岁残疾儿童未入学主要原因

3.5　分残疾类别 6—14 周岁残疾儿童未入学主要原因

3.6   分地区 6—14 周岁残疾儿童未入学主要原因

4. 在校残疾人(3—5 周岁在园残疾儿童和 6—14 周岁在校残疾儿童)就读学校情况

4.1   各类别残疾儿童就读学校类型的人数与比例

4.2   分性别在校残疾人就读学校情况

4.3   分户口性质在校残疾人就读学校情况

4.4   分残疾程度在校残疾人就读学校情况

4.5   分残疾类别在校残疾人就读学校情况

4.6   分地区在校残疾人就读学校情况

六、残疾人就业情况

除"未就业主要来源、就业帮扶现状"外,年报与季报的规则相同,下面只呈现指标名称。

1. 就业(未就业)状况

1.1   概况:就业人数、未就业人数、16—59 岁残疾人数、就业比例、未就业比例

1.2   分性别残疾人就业(未就业)状况

1.3   分户口性质残疾人就业(未就业)状况

1.4   分残疾程度残疾人就业(未就业)状况

1.5   分残疾类别残疾人就业(未就业)状况

1.6   分地区残疾人就业(未就业)状况

2. 在业残疾人就业形式状况

2.1   概况:各类就业形式的人数和比例

2.2   分性别在业残疾人就业形式状况

2.3   分户口性质在业残疾人就业形式状况

2.4   分残疾程度在业残疾人就业形式状况

2.5   分残疾类别在业残疾人就业形式状况

2.6　分地区在业残疾人就业形式状况

3. 残疾人未就业主要原因

3.1　概况:各类未就业主要原因的人数和比例

3.2　分性别残疾人未就业主要原因

3.3　分户口性质残疾人未就业主要原因

3.4　分残疾程度残疾人未就业主要原因

3.5　分残疾类别残疾人未就业主要原因

3.6　分地区残疾人未就业主要原因

4. 未就业残疾人主要生活来源

4.1　概况:各类别未就业主要生活来源的人数和比例

4.2　分性别未就业残疾人主要生活来源

4.3　分户口性质未就业残疾人主要生活来源

4.4　分残疾程度未就业残疾人主要生活来源

4.5　分残疾类别未就业残疾人主要生活来源

4.6　分地区未就业残疾人主要生活来源

5. 残疾人就业帮扶情况(新加入指标)

5.1　概况:就业帮扶的种类分为"职业技能培训、职业介绍、农村实用技术培训、资金信贷扶持、其他帮扶、无",可多选,呈现各类别人次和比例(比例＝某一类就业帮扶的人次/获得就业帮扶的总人数×100%)。

5.2　分性别残疾人就业帮扶情况

5.3　分户口性质残疾人就业帮扶情况

5.4　分残疾程度残疾人就业帮扶情况

5.5　分残疾类别残疾人就业帮扶情况

5.6　分地区残疾人就业帮扶情况

七、残疾人社会保障状况

1. 参加城镇职工社会保险状况

1.1　概况:城镇职工社会保险包括"城镇职工养老保险、城镇职工医疗保险和其他保险(主要包括失业保险、工伤保险、生育保险)",呈现各类别人数和比例(城镇职工社会保险参保率=参加某一类城镇职工社会保险的人数/参加城镇职工社会保险的总人数×100%)。

1.2　分性别残疾人参加城镇职工社会保险状况

1.3　分户口性质残疾人参加城镇职工社会保险状况

1.4　分残疾程度残疾人参加城镇职工社会保险状况

1.5　分残疾类别残疾人参加城镇职工社会保险状况

1.6　分地区残疾人参加城镇职工社会保险状况

2. 参加城乡居民社会保险状况

2.1　概况:城乡居民社会保险包括"城乡居民养老保险、城镇居民医疗保险/新农合",呈现各类别人数和比例(城乡居民养老保险参保率=参保人数/(16岁及以上残疾人–16岁以上在校生–已参加城镇职工养老保险残疾人口)×100%;城乡居民医疗保险或新农合参保率=参保人数/(城乡残疾人口–已参加城镇职工医疗保险残疾人口)×100%)。

2.2　分性别残疾人参加城乡居民社会保险状况

2.3　分户口性质残疾人参加城乡居民社会保险状况

2.4　分残疾程度残疾人参加城乡居民社会保险状况

2.5　分残疾类别残疾人参加城乡居民社会保险状况

2.6　分地区残疾人参加城乡居民社会保险状况

3. 社会保险缴费补贴状况

3.1　概况:缴费补贴包括"养老保险缴费补贴、医疗保险缴费补贴",呈现各类别人数和比例(缴费补贴比例=享受缴费补贴的残疾人人数/参加保险残疾人人数×100%)。

3.2　分性别残疾人社会保险缴费补贴状况

3.3　分户口性质残疾人社会保险缴费补贴状况

3.4　分残疾程度残疾人社会保险缴费补贴状况

3.5　分残疾类别残疾人社会保险缴费补贴状况

3.6　分地区残疾人社会保险缴费补贴状况

4.残疾人社会救助情况

4.1 概况:社会救助包括"最低生活保障、特困人员救助供养、其他救助(教育救助、住房救助、就业救助和其他临时救助)、享受住建部门农村危房改造政策(仅农业户口)、无",可多选,呈现各类别人次和比例(比例=享受各项救助残疾人人数/当年调查残疾人总人数×100%;危房改造比例=享受危房改造残疾人人数/农业户口残疾人人数)。

4.2 分性别残疾人社会救助情况

4.3 分户口性质残疾人社会救助情况

4.4 分残疾程度残疾人社会救助情况

4.5 分残疾类别残疾人社会救助情况

4.6 分地区残疾人社会救助情况

5.残疾人福利补贴情况

5.1 概况:福利补贴包括"困难残疾人生活补贴、重度残疾人护理补贴、其他福利补贴、未享受",可多选,呈现各类别人次和比例(困难残疾人生活补贴享受比例=享受困难残疾人生活补贴人次/生活困难残疾人人数×100%;重度残疾人护理补贴享受比例=享受重度残疾人补贴人次/重度残疾人人数×100%;其他福利补贴享受比例=享受其他福利补贴人次/当年调查的残疾人总数×100%;未享受福利补贴比例=未享受任何福利补贴人数/当年调查的残疾人总数×100%;生活困难残疾人人数=(城市家庭收入低于低保标准人数+低于低收入标准或低保边缘标准人数)+(农村建档立卡残疾人人数+其他贫困残疾人人数);重度残疾人人数=一级残疾人人数+二级残疾人人数)。

5.2 分性别残疾人福利补贴情况

5.3 分户口性质残疾人福利补贴情况

5.4 分残疾程度残疾人福利补贴情况

5.5 分残疾类别残疾人福利补贴情况

5.6 分地区残疾人福利补贴情况

6.残疾人托养服务情况(只限于16—59周岁智力、精神和重度肢体残疾人)

6.1 概况:呈现是否享受托养服务的人数和比例(托养比例=享受托养服

务残疾人数/16—59周岁智力、精神和重度肢体残疾人总人数×100%）。

6.2　分性别残疾人享受托养服务情况

6.3　分户口性质残疾人享受托养服务情况

6.4　分残疾程度残疾人享受托养服务情况

6.5　分残疾类别残疾人享受托养服务情况

6.6　分地区残疾人享受托养服务情况

八、残疾人经济状况

1. 家庭人均可支配收入/收入构成

1.1　概况：可支配收入的构成分为"工资性收入、经营净收入、财产净收入、转移净收入"，分别呈现各类收入的绝对数以及占比（比例＝各类别收入/家庭人均总可支配收入×100%）。

1.2　分户口性质残疾人家庭人均可支配收入/收入构成

1.3　分残疾程度残疾人家庭人均可支配收入/收入构成

1.4　分残疾类别残疾人家庭人均可支配收入/收入构成

1.5　分地区残疾人家庭人均可支配收入/收入构成

2. 家庭人均消费性支出/支出构成

2.1　概况：消费性支出分为"食品烟酒、衣着、居住、生活用品及服务、交通通讯、教育文化娱乐、医疗保健、其他用品及服务"，分别呈现各类收入的绝对数、占比，以及恩格尔系数（比例＝各类别支出/家庭人均总消费性支出；恩格尔系数＝食品烟酒消费支出/家庭人均总消费性支出×100%）。

2.2　分户口性质残疾人家庭人均消费性支出/支出构成/恩格尔系数

2.3　分残疾程度残疾人家庭人均消费性支出/支出构成/恩格尔系数

2.4　分残疾类别残疾人家庭人均消费性支出/支出构成/恩格尔系数

2.5　分地区残疾人家庭人均消费性支出/支出构成/恩格尔系数

3. 非农业户口家庭经济状况

3.1　概况：分为"低于低保标准、低于低收入标准或低保边缘标准、其他"，呈现各类别家庭的数量及比例(比例=各类别家庭户数量/非农业户口家庭总户数×100%)。

3.2　分残疾程度非农业户口残疾人家庭经济状况

3.3　分残疾类别非农业户口残疾人家庭经济状况

3.4　分地区非农业户口残疾人家庭经济状况

4. 农业户口家庭经济状况

4.1　概况:分为"国家建档立卡贫困人口、其他贫困人口、其他",呈现各类别的家庭数及比例(比例=各类别家庭户数/农业户口家庭总户数×100%)。

4.2　分残疾程度农业户口残疾人家庭经济状况

4.3　分残疾类别农业户口残疾人家庭经济状况

4.4　分地区农业户口残疾人家庭经济状况

九、残疾人需求状况

1. 康复需求状况

1.1　概况:康复需求分为"手术、药物、功能训练、辅助器具、护理、不需要",可多选,呈现各类别人次和比例(比例=有某一类康复需求的残疾人次/残疾人总人数×100%)。

1.2　分性别残疾人康复需求状况

1.3　分户口性质残疾人康复需求状况

1.4　分残疾程度残疾人康复需求状况

1.5　分残疾类别残疾人康复需求状况

1.6　分地区残疾人康复需求状况

2. 托养服务需求(只限于16—59周岁智力、精神和重度肢体残疾人)

2.1　概况:托养服务需求分为"居家服务、日间照料、寄宿托养、无需求",可多选,呈现各类别的人次和比例(比例=有某一类托养服务需求的残疾人次/16—59周岁智力、精神和重度肢体残疾人人数×100%)。

2.2　分性别残疾人托养服务需求

2.3　分户口性质残疾人托养服务需求

2.4　分残疾程度残疾人托养服务需求

2.5　分残疾类别残疾人托养服务需求

2.6　分地区残疾人托养服务需求

3. 就业帮扶需求

3.1　概况:就业帮扶需求分为"职业技能培训、职业介绍、农村实用技术培训、资金信贷扶持、其他帮扶、无需求",可多选,呈现各类别的人次和比例(比例=有某一类就业帮扶需求的人次/残疾人总人数×100%)。

3.2　分性别残疾人就业帮扶需求

3.3　分户口性质残疾人就业帮扶需求

3.4　分残疾程度残疾人就业帮扶需求

3.5　分残疾类别残疾人就业帮扶需求

3.6　分地区残疾人就业帮扶需求

4. 家庭无障碍改造需求

4.1　概况:无障碍改造需求分为"家庭门口坡化、扶手,房门改造,卫生间改造,厨房改造,闪光门铃、可视门铃(聋人用),煤气泄漏报警发声装置(盲人用),上网读屏软件(盲人用),其他,无需求",可多选,呈现各类别的人次和比例(比例=有某一类家庭无障碍改造需求的人次/残疾人总人数×100%)。

4.2　分性别残疾人家庭无障碍改造需求

4.3　分户口性质残疾人家庭无障碍改造需求

4.4　分残疾程度残疾人家庭无障碍改造需求

4.5　分残疾类别残疾人家庭无障碍改造需求

4.6　分地区残疾人家庭无障碍改造需求

十、残疾人生活环境

1. 参加村(社区)文体活动情况

1.1　概况:经常参加村(社区)文体活动的残疾人数、比例(比例=经常参加村(社区)文体活动的残疾人数/残疾总人数×100%)。

1.2　分性别残疾人参加村(社区)文体活动情况

1.3　分户口性质残疾人参加村(社区)文体活动情况

1.4　分残疾程度残疾人参加村(社区)文体活动情况

1.5　分残疾类别残疾人参加村(社区)文体活动情况

1.6　分地区残疾人参加村(社区)文体活动情况

2. 未经常参加村(社区)文体活动的原因

2.1　概况:未经常参加原因分为"没有适合自己的活动项目、没有适合的场所和设施、没人组织指导、其他",可多选,呈现各类原因的残疾人次、比例(比例=某一类未经常参加原因的残疾人次/残疾总人数×100%)。

2.2　分性别残疾人未经常参加村(社区)文体活动的原因

2.3　分户口性质残疾人未经常参加村(社区)文体活动的原因

2.4　分残疾程度残疾人未经常参加村(社区)文体活动的原因

2.5　分残疾类别残疾人未经常参加村(社区)文体活动的原因

2.6　分地区残疾人未经常参加村(社区)文体活动的原因

3. 家庭无障碍改造状况

3.1　概况:接受过家庭无障碍改造的数量、比例(比例=接受过家庭无障碍改造的数量/残疾总人数×100%)。

3.2　分户口性质残疾人家庭无障碍改造状况

3.3　分残疾程度残疾人家庭无障碍改造状况

3.4　分残疾类别残疾人家庭无障碍改造状况

3.5　分地区残疾人家庭无障碍改造状况

4. 家庭户规模

4.1　概况:不同家庭人数家庭户的数量、比例(比例=各类家庭人数家庭户的数量/家庭户总数量×100%)。

4.2　分户口性质残疾人家庭户规模

4.3　分残疾程度残疾人家庭户规模

4.4　分残疾类别残疾人家庭户规模

4.5　分地区残疾人家庭户规模

5. 非农业户口家庭住房状况

5.1　概况:非农业户口家庭住房状况分为"自由产权住房、享受住房保障政策(廉租房或公租房等)、租赁房、借住或无固定住所",呈现各类别住房状况的数量和比例(比例=某一类家庭住房状况的残疾人数/非农业户口残疾人总人数×100%)。

5.2　分残疾程度非农业户口残疾人家庭住房状况

5.3　分残疾类别非农业户口残疾人家庭住房状况

5.4　分地区非农业户口残疾人家庭住房状况

6. 农业户口家庭住房状况

6.1　概况:农业户口家庭住房状况分为"状况良好、经鉴定属危房、非鉴定危房、租赁房、借住或无固定住所",呈现各类别住房状况的数量和比例(比例=某一类家庭住房状况的残疾人数/农业户口残疾人总人数×100%)。

6.2　分残疾程度农业户口残疾人家庭住房状况

6.3　分残疾类别农业户口残疾人家庭住房状况

6.4　分地区农业户口残疾人家庭住房状况

7. 家庭接受法律服务状况

7.1　概况:接受过法律服务的残疾人家庭数量和比例(比例=接受过法律服务的残疾人家庭数量/残疾人家庭总数×100%)。

7.2　分户口性质残疾人家庭接受法律服务状况

7.3　分残疾程度残疾人家庭接受法律服务状况

7.4　分残疾类别残疾人家庭接受法律服务状况

7.5　分地区残疾人家庭接受法律服务状况

第五节　年鉴内容及编制说明

年鉴的指标体系与年报相同,年鉴需要报告全国的情况以及各省份的情况,此外在年鉴中还应当加入对于每年残疾监测数据的质量评估。由于指标体系与年报相同,因此这部分请参考上文中年报的指标体系,下文仅展示数据质量评估部分。

一、数据内部一致性分析

以通过计算有序 Gamma 系数来进行评价。该方法选取若干组客观且具有一定社会规律性的指标,进行相关性分析,得出相关的方向以及程度;将其与一般社会规律进行比较,从而检验内部的逻辑性。若得出的相关关系方向及程度符合一般规律,则说明数据的内部逻辑性较好,数据可信度较高。可进行检验的指标有家庭经济状况与受教育程度的相关关系,残疾等级与就业状况的相关关系。

二、不同年度间数据的一致性分析

通过残疾证号将相邻年份间的个体数据进行匹配,进而分析匹配样本中随时间变化稳定相关指标的填答的一致性比例。可进行检验的指标有受教育程度、就业状况、未就业原因、参与社会保险情况、无障碍环境改造情况、托养服务情况。

三、数据重新核查

每年在各地市随机抽取一定数量的残疾人进行回访调查,通过对残疾人登记指标的二次采集来衡量登记质量和数据的真实性、准确性。

第六节　数据资料管理制度

一、总体原则

为保证残疾监测数据库中数据资料的质量、安全和时效性,促进数据资料的共享和合理使用,制定本办法。

残疾监测数据库运行中所有相关单位在数据资料采集处理、汇交和管理中的责任、任务和权限,依据本办法执行。

本办法所称数据资料主要包括残疾监测数据库运行过程中所产生的有关残疾人基本情况、康复、医疗、教育、就业、社会保障、经济、需求和生活环境相关的数据,与高危人群的基本情况相关的数据,以及在上述资料基础上做出的分析与评价成果等形成的数据、表格、图形及相关文字等。

为了确保数据资料及时准确上报,地方及各级相关部门应当尝试将残疾监测数据库工作电子化,在数据收集的过程中使用电子录入系统,并且可以定期自动上报至上一级的残联部门,形成层层上报的机制,同时还应当有向下反馈的通路。对于目前不具备电子化条件的地区,在使用纸质统计表的过程中应当注意数据及时录入电子设备中,并妥善保存纸质版资料。

中国残疾人联合会数据中心负责全国层面数据资料的管理工作,并要建立严格的资料接受、下发、等级制度,为其他部门对残疾监测报告制度的运行进行监督检查提供详实的依据。地方各级残联必须详细记录中残联数据中心下发的有关数据的情况。

二、数据资料内容

残疾监测数据库中的数据主要由以下三个部分的数据整合:残疾人人口基础数据库(全部登记残疾人,包括持证残疾人和未持证残疾人)、残疾报告制度产生的数据(新识别的之前未登记残疾人和高危人群)、对以上两个数据整合后形成的数据中的所有残疾人进行的监测调查(包括康复、医疗、教育、就业、社会保障、经济、需求、生活环境方面)。

分析与评价成果数据指对残疾报告制度获得的数据进行综合分析与评价所形成的数据、表格、图形及相关文字等。

三、数据资料的采集、汇交与共享

残疾监测数据库的更新由中残联数据中心负责完成,根据上报信息的频率定期完成全国信息的更新,更新后的数据提交至中残联及有关国家部委,并下发至各省级残联。中残联数据中心同时负责数据的入库;省、市、区(县)各级的数据由各级残联相应部门实时更新本级数据库,并逐级及时上传。

中残联数据中心发现汇总数据的疑点后及时下发至对应省级残联,并最终定位到残疾信息收集点;该收集点应在 5 个工作日内将核查结果、解决方案逐级反馈至中残联数据中心。中残联数据中心同时负责全国数据的分析评价工作,地方应根据需要自行开展分析评价工作,产生的成果数据入库管理。

四、数据资料的维护与安全

中残联数据中心负责数据资料的总验收以及国家级数据库的运行维护。各级残联(数据中心)负责本级数据资料的管理以及本地数据库的运行维护。

为保障数据库的安全运行,各单位应依照相关要求制定本单位数据安全及保密细则,并建立数据库备份机制,有专人负责数据库的运行和维护;涉及国家秘密的资料,按照国家保密规定执行;涉及版权的资料,应在规定范围内使用。各级残联加强电子资料和纸质资料的管理。纸质资料每年检查清点一次,电子资料每半年备份一次,存档的资料光盘每 2 年复制一次。

第八章 残疾报告制度推广的政策开发

第一节 国内残疾报告制度建立现状

一、中国建立残疾报告制度的进展

2016 年 3 月,全国残疾预防综合试验区工作启动,在全国选择了 100 个县(市、区),试点建立残疾预防综合试验区。项目的实施阶段为 2016 年 8 月至 2020 年 6 月。试验区根据全国残疾人康复工作办公室下发的《残疾报告制度管理办法(试行)》,依托妇幼保健网络,按照《0—6 岁儿童残疾筛查工作规范(试行)》开展 0—6 岁儿童残疾筛查,将确诊的残疾儿童信息报送至试验区卫生计生部门和残联。依托社区卫生服务中心(站)、乡镇卫生院、村卫生室,在建立居民健康档案、开展签约服务过程中,发现疑似残疾人,将疑似残疾人信息报送至试验区卫生计生部门和残联。在自愿前提下,残联组织疑似残疾人在残疾评定机构进行残疾评定。残疾评定机构将评定后的残疾人信息报送至试验区卫生计生部门和残联。残联按要求汇总确诊的残疾儿童信息和评定后的残疾人信息,报送全国、省残疾人康复工作办公室。

截止到 2018 年年底,100 个试验区均已建立残疾报告制度并开展相应工作,主要工作如下:

确定了残疾报告制度试点乡镇、街道和残疾评定机构。各试验区分别选择了两个工作基础较好的街镇作为试点街镇,并将有条件和资质的机构确定为残疾评定机构。

完善了相关规范和报告流程。市、乡镇出台了几项有关残疾报告制度的文件。对0—6岁儿童残疾报告,各试验区基本上均已印发相关工作通知和规范,明确了相关部门和机构的职责和人员资质要求,规定了转介工作流程,为0—6岁儿童的筛查、转介、康复工作奠定了基础。对于7岁及以上人群残疾报告,试验区和部分街镇残联制定了建立残疾报告制度的工作方案和报告流程。

开展了相关培训。大部分试验区针对各街道、镇残联、社区卫生中心、镇卫生院专职人员、专业人员开展了残疾报告制度和宣传教育的培训。

逐步开展残疾筛查和报告工作。各试验区初步建立了基本的工作机制,将残疾筛查融入日常工作,依托基本服务网络,在居民健康体检、家庭医生签约服务、建立居民健康档案等服务过程中开展残疾筛查,每季度定期上报报表,为残疾预防工作长效运转创造条件。

初步开展残疾康复服务。部分试验区初步开展了残疾康复服务,如天津市西青区结合残疾人精准服务对通过残疾评定的残疾人提供康复服务;黑龙江省将康复评定等20项医疗康复项目纳入基本医疗保险支付范围,助力试验区试点创建工作。部分试验区社区卫生服务中心和乡镇卫生院开设了康复科室,并已投入使用。

服务满意度较高。在试验区中期评估及调研时,随机电话抽检疑似残疾人,受访对象均对残疾预防服务较为满意。

二、中国残疾报告制度的主要特点

残疾报告制度将在残疾预防行动中发挥至关重要的作用。按照国务院办公厅印发的《国家残疾预防行动计划(2016—2020年)》确定的"坚持政府主导,全民参与""坚持立足基层,综合干预""坚持立足实际,科学推进"的国家残疾预防行动原则,以开展三级预防为主要内容的残疾预防工作必须建立残疾报告制度。各级各类医疗机构需要针对残疾人、疑似残疾人以及残疾高危人群进行上报,由专业机构进行残疾评定,针对被评定为残疾的人群提供康复服务,针对高危人群进行随访。

根据中国现有残疾报告制度的规定,残疾报告制度服务的对象是全体人群。残疾报告制度主要由残疾筛查、疑似残疾上报、残疾评定、残疾康复、高危人群随访等环节组成。残疾筛查环节针对的群体是全体人群。高危人群是指在残疾筛查环节被确定为疑似残疾人,但最终残疾评定为阴性的人群。

根据中国现有残疾报告制度的规定,残疾报告义务的主体主要有三类。第一类为基层医疗机构及工作人员。基层医疗机构应当遵循残疾报告制度,按照规定的内容、程序、方式和时限进行筛选和报告。第二类主体是残疾评定机构。残疾评定机构负责对疑似残疾人群进行评定,需发挥其评定的专业性。第三类主体是残疾人联合会及工作人员。残疾人联合会应当及时指导基层医疗机构的筛选与报告工作,并做好残疾报告的汇总与上报。

第二节   国内残疾报告制度存在的问题

一、机制不完善,工作缺联动

残疾报告制度的建立专业性较强,涉及残疾筛查、评定和诊断、残疾报告信息系统的建立等一系列问题,还涉及多个部门合作、群众的合作以及社会对残疾的认识等方面,工作难度较大。虽然各省级残联与卫生系统已建立较为良好的联动机制,并定期开展联席会议,在省级层面有较好的合作,但残联系统与基层卫生机构还缺乏较好的联动。通过与基层医疗机构工作人员的交流发现,他们对残疾预防综合试验区重点干预项目的具体信息,如残疾评定补助、试验区定点评定机构、统一进行残疾评定的时间、高风险疑似残疾人追访流程等了解得并不透彻,可见残联系统和基层卫生机构的联动还不够密切,未建立流畅的运转机制,导致很多工作在操作层面未能落实。

二、培训不深入,要求难落实

首先,试验区参加中残联残疾报告制度培训的负责人对项目的理解没有经过验收;再加上试验区普遍存在二级培训缺乏的现象,参加中残联培训的残疾报告制度的相关人员回来后没能有效深入地开展二级培训,导致很多技术环节的要求没有贯彻到位。

三、认识不到位,内容不全面

不少试点区在实际工作中将残疾报告等同于残疾评定,但残疾报告制度的建立专业性较强,涉及残疾筛查、评定和诊断、残疾报告信息系统的建立等一系列问题。各地对于残疾筛查的受众、残疾评定以及高危人群的追访等具体信息和工作内容的理解参差不齐,尤其对于筛查环节,很多地区并没有针对全人群进行筛查。此外,对于高危人群的界定模糊不清,很多地区没有开展高危人群的随访工作。虽然部分地区相关工作管理人员称该部门已建立追访机制,但在督导中可发现,大部分试验区没有建立完整的追访机制和工作流程,未能对疑似对象进行有效的追访。

四、理解有偏差,数据不完备

很多地区的筛查问卷以及筛查信息登记表只包括疑似残疾人(筛查阳性)的信息,这必然会造成筛查人数的数据缺失。造成这一问题的原因主要在于基层卫生工作人员对残疾报告制度的意义理解不到位,认为只需关注筛查呈阳性的群体,而筛查呈阴性的群体是"没有价值"的,甚至在残联中,个别管理人员也持有此类观点。

五、责权不明确,监督不到位

对于残疾报告制度的主体责任划分不够详细,残疾报告督导工作流于形式,很多地区的残疾筛查登记表及上报信息存在信息填写不规范和档案留存不完整的问题。

六、宣传不到位,效果不如意

大众对残疾预防的认识还不足,对"残疾"这个标签十分抵触,导致试验区工作人员入户遭到拒绝,建档率较低。在家长配合方面,由于筛查工作宣传不到位,疑似残疾儿童家属不清楚此项工作的目的,再加上传统观念的影响,很多家长不愿意透露疑似残疾儿童的信息,难以进行跟踪服务。

七、支持不到位,工作难开展

筛查工作繁重,工作量巨大,尤其在经济欠发达的地区又存在经费支持不到位、缺乏专业的基层工作人员与筛查人员等情况,使筛查工作难以开展,基层工作人员的积极性难以提高。

第三节　国际政策借鉴

一、发达国家主要政策举措

1. 部分发达国家新生儿筛查制度

长期以来的实践表明,新生儿筛查能够及时发现残疾问题。通过早期康复,多数儿童可以重建生活自理、学习以及社会交往的正常能力,康复效果显著。[1]依据国际新生儿疾病筛查历史,欧美发达国家一直在引领新生儿疾病筛查的发展,积累了一定的经验。[2] 这对我国 0—6 岁儿童残疾筛查、诊断工作模式的健全与推广,以及残疾报告制度的建立具有一定参考意义。

（1）英国卫生部直管新生儿筛查实验室与新生儿信息管理系统

英国新生儿筛查采用中央政府集中管理模式,由卫生部全权负责,包括新生儿筛查政策与指南的制定、筛查的开展与实施、资金筹集、筛查质量监测与评估等。卫生部下设国家新生儿筛查项目中心,与卫生部直属新生儿筛查实验室共同负责具体筛查工作的执行。遍布全国的 17 个新生儿筛查实验室设置于医院

---

①　全国残疾预防综合试验区重点干预项目儿童残疾筛查与诊断技术方案(试行).

②　全球新生儿疾病筛查现状.http://www.360doc.com/content/19/0101/09/52645714_805775653.shtml.

中,每个实验室能够覆盖 5 万—7 万人,与新生儿筛查项目中心保持紧密联系。[①]
"卫生部直管"模式在一定程度上确保了筛查实验室职能的有效发挥。在筹资
方面,由国家担负新生儿筛查工作费用,筹资来自国家税收,由卫生部直接进行
资金管理与分配。[②] 2001 年,初级保健信托(Primary Care Trusts, PCTs)成为英
国卫生部隶属机构,该机构依据各地年出生人口数和平均每次筛查所需费用开
展新生儿筛查预算制定与申报工作。[③] 截至 2013 年,该机构被废止,其工作职能
被临床委托小组(Clinical Commissioning Groups, CCGs)接管。

英国新生儿出生信息管理系统大大提升新生儿筛查覆盖率,极大地减少了
出生缺陷儿的检测疏漏。新生儿筛查实验室将筛查结果报送至儿童健康记录部
门,该部门掌握有所有新生儿出生记录,通过将筛查结果和新生儿出生记录进行
对比,便可知筛查的覆盖率,并及时发现未接受筛查的新生儿。通过及时的信息
互通,最大程度保证新生儿筛查率。[④]

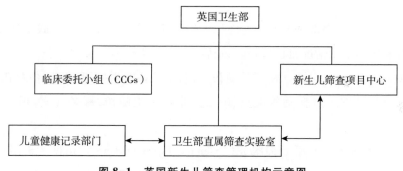

图 8-1 英国新生儿筛查管理机构示意图

(2)澳大利亚家庭会议与新生儿出院随访

澳大利亚新生儿筛查工作采取地方政府管理模式,由各州卫生行政部门负
责。澳大利亚人类遗传学会和皇家澳大利亚医生学会共同制定新生儿筛查指
南,为各州新生儿筛查提供技术指导。澳大利亚新生儿筛查资金来自州政府,这

---

① 刘晓曦,许侠,薛云.国外新生儿筛查管理模式的比较与借鉴.中国妇幼保健,2009,24(13):
1745—1747.

② 同①.

③ 同①.

④ 同①.

笔资金涵盖检测、随访、治疗、项目质量控制和评估等环节,能够实现新生儿的免费筛查。[①]

澳大利亚新生儿筛查过程中的随访机制对于我国0—6岁儿童残疾报告制度的建设,尤其对于康复衔接具有重要的启示意义。维多利亚州是澳大利亚人口密度最大、年出生新生儿最多的州,在州政府的管理下,维多利亚州拥有高效、统一的新生儿运转网络。新生儿筛查管理工作质量与效果处于发达国家前列。[②]

维多利亚州新生儿服务系统的主要承载机构为医院。以莫那什新生儿中心为例,家庭会议是该中心常态化且十分重要的工作环节之一。家庭会议的参与人员包括医护人员、社会工作者、新生儿亲属,会议内容除了向亲属报告病情,获取治疗方案的亲属知情同意以外,还有一个重要任务即制定新生儿,特别是复杂疾病新生儿的出院计划和随访内容,确定随访人员,保证新生儿出院后安全,提高随访连续性。[③]

家庭会议后,医院展开新生儿随访工作。新生儿出院后随访形式多样,新生儿患者家属可根据情况自由选择。包括:

① 医生随访:a.公立医院门诊随访,由新生儿科医生接待,免费,但存在等待时间长以及工作人员变动等缺点;b.私人儿科医生随访,服务连贯,但需支付费用。

② 护士随访:a.产后延伸服务(Extended Postnatal Care),由助产士组成,提供1—3次短期家访,服务对象为出院后最初几天的新生儿(通常大于35周)及其母亲,随访内容包括监测胆红素、体重,进行新生儿代谢筛查等;b.急性后期保健(Post Acute Care, PAC),由护士组成,针对状况良好的早产儿和/或有喂养问题的新生儿,于出院后第一个月内提供4次家访,随访结果向医生汇报;c.家中住院(Hospital in the Home),由护士组成,提供持续2周的每日家访,主要针对复杂病例,如需要继续氧气治疗的慢性肺部疾病早产儿,以及需要导管喂养的新生

① 刘晓曦,许侠,薛云.国外新生儿筛查管理模式的比较与借鉴.中国妇幼保健,2009,24(13):1745—1747.

② 刘芳.澳大利亚维多利亚州新生儿服务系统.中华围产医学杂志,2006,(06):436—437.

③ 同②.

儿等。每日随访结果要向医生汇报,每周由顾问医师进行一周病情回顾,确定下一步计划。①

多元化随访方式满足了不同病情与经济状况的新生儿患者家庭的选择自由。较大程度上确保患儿出院后健康安全,巩固住院治疗效果,是康复干预衔接的重要组成部分。

（3）美国多元化新生儿筛查机构与新生儿信息管理平台

相比其他发达国家,美国新生儿筛查机构具有多元化特征。筛查机构由州政府指定,包括公共卫生实验室、大学医学中心实验室、私立实验室和商业实验室四种,其中公共卫生实验室发挥主要作用,商业实验室主要负责检测州立筛查项目中未包含的疾病。② 各州实验室设置情况不尽相同,大致可分为如下四类:

① 不设检测机构,签约其他地区的实验室,如内华达州。

② 设立 1 个公立检测机构,如得克萨斯州一直保持在公共卫生实验室集中检测样品。

③ 设立多个公立检测机构,如犹他州和明尼苏达州采取公共卫生实验室与大学医学中心实验室相结合的方式。

④ 由公立和私立检测机构共同开展筛查服务,如加利福尼亚州,除公共卫生实验室外,还签约了 7 个私立实验室,州政府提供和管理仪器设备,并建立统一的检测方法。③④

此外,美国拥有成熟的新生儿筛查信息管理平台,由联邦政府专门成立的国家新生儿筛查与遗传资源中心（National Newborn Screening and Genetics Resource Center, NNSGRC）全权掌管。该信息平台汇集五十多个新生儿筛查项目,保证筛查工作全面性。除专门针对新生儿筛查设立的电子信息平台以外,美国的电子医疗记录系统和出生登记系统也在尝试整合新生儿筛查相关信息,通过信息

① 刘芳.澳大利亚维多利亚州新生儿服务系统.中华围产医学杂志,2006,(06):436—437.
② 刘晓曦,许侠,薛云.国外新生儿筛查管理模式的比较与借鉴.中国妇幼保健,2009,24(13):1745—1747.
③ Therrell BL, Adams J. Newborn Screening in Noah America. J Inherit Metab Dis, 2007, 30(4):447465.
④ 同②.

系统的横向联动实现儿童健康数据共享,从而提高信息系统效率,①为新生儿残疾发现、报告与健康状态追踪提供坚实的数据基础。

2. 美国"早期开端计划"中的全生命周期理念

全生命周期理念要求立足于生命整体视角,对健康状况进行提前预测与规划,相互联系地、动态地分析问题。美国的"早期开端计划"即体现了这一理念。

开端计划(Head Start)始于1965年,是美国儿童早期干预领域较早,且至今对早期干预的实践具有影响力的例子。② 该计划主要关注3—4岁贫困家庭儿童的教育、医疗与身体健康发展,旨在通过关注儿童的早期发展来扩大弱势群体受教育的机会,以消除贫困。③ 它所体现的是一种旨在通过生命早期干预,降低后期风险,提高整体生命质量的思想。1995年,开端计划把服务对象延伸到3岁之前的婴儿、学步期幼儿及妊娠妇女,从而形成了早期开端计划(Early Head Start, EHS)。该计划旨在推动儿童与家庭健康发展,促进社区良好建设,尤其强调全面了解和把握婴幼儿发展的特点,给予每个婴幼儿接受早期干预的机会。④ 随着"生物—心理—社会"模式的逐渐形成,人们对儿童的全面发展日益关注,早期开端计划的重要性随之提升。既有研究表明,儿童早期干预作用于个体整体生命质量的效果不容忽视,相应地,从健康视角看,儿童早期健康干预将对个体总体生命历程中的健康储量起到至关重要的积极作用。

2014年4月,国际权威期刊Science(《科学》)刊登了一篇儿童早期投入方面的研究报告——儿童早期投入能够极大地促进成年期健康(Early Childhood Investments Substantially Boost Adult Health)。该报告的研究结果显示:在儿童早期阶段经历过高质量干预计划的贫困儿童,在成年时会比那些没有得到高质量干预计划的贫困儿童有更好的身体健康结果。儿童早期健康干预具有预防疾病

① 刘晓曦,许侠,薛云.国外新生儿筛查管理模式的比较与借鉴.中国妇幼保健,2009,24(13):1745—1747.
② 陈建华.美国儿童早期干预的研究与实践.国外医学(社会医学分册),1996,(1):1—6.
③ 田立新.美国政府加强儿童早期教育计划.基础教育参考,2006,(7):58—60.
④ 刘婷.美国"早期开端计划"简介及其启示.幼儿教育·教育科学,2010,(27),46—49.

与促进健康的潜力,对国民健康具有重要意义。①

3. 美国心脏病协会/卒中协会行动中的多部门联动协作理念

当前,主要的致残原因包括遗传、伤害致残、疾病致残三种,当不同致残因素的残疾出现时,要求相关部门及时发现并进行数据采集与记录。美国心脏病协会/卒中协会联合广告委员会所采取的行动,就是多部门联动理念的体现。

1988 年,美国心脏协会(American Heart Association, AHA)依据"建立更健康的生活方式,远离心血管疾病和卒中"使命,向所有年龄组人群,特别是高危群体,提供心血管疾病和卒中的预防、治疗信息及解决方案。同年成立美国卒中协会(American Stroke Association, ASA)。2003 年,ASA 与美国广告委员会达成伙伴关系,发起一场以提高卒中迅速识别和即时反应能力为目的的运动,鼓励人们出现卒中征兆及时拨打 911。2005 年初,ASA 及美国广告委员会公布的国家跟踪调查显示,仅有 60%的受访者表示他们能及时拨打 911;至 2008 年,这一比例提升至 71%。②

二、发达国家的制度特点

1. 依靠政府主导新生儿筛查工作,在国家政策层面确立制度地位

不论是依靠中央政府领导新生儿筛查工作的英国,还是依靠地方政府领导的澳大利亚,抑或是中央地方相结合的美国,新生儿筛查工作均由政府主导。政府制定统一政策与指南,设置技术顾问团队,选定筛查机构。政府政策的出台,是对新生儿筛查工作重要性的确认,同时也有助于确立集体认知与行动逻辑的一致性,提高工作效率。

2. 设置信息网络平台,从零开始,全面收录

英国和美国均设有全国性新生儿信息网络平台,旨在最大范围覆盖新生儿健康数据。出生伊始,新生儿的信息便被录入系统当中,从零开始保证全面收

---

① 杨宁.儿童早期投入对人类健康的贡献及其他——2014 年《科学》杂志关于早期投入之研究报告读后感.教育导刊月刊,2015,(6):5—10.

② 施清晓,郭旭,王春育.证据转化为实践——美国心脏协会/美国卒中协会为减少卒中所致死亡和残疾所付出的十年努力.中国卒中杂志,2010,5(05):411—416.

录。新生儿筛查机构通过与新生儿出生信息系统管理部门进行信息互通,能够及时发现筛查缺漏,最大程度提高新生儿筛查率。

3. 政府提供资金,保证公共服务有效供给

当前,多数发达国家的新生儿筛查工作均带有社会福利属性,由政府全部或部分地承担筛查费用。从公共物品的角度分析,重要的全民性、基础性公共服务尽量由政府供给,如果交由市场,则可能产生由于市场逐利而导致的价格排他。

4. 秉持全生命周期理念

立足于"生命是一个各阶段之间相互联系的整体"的视角对健康状况进行提前了解、预测与规划,确保问题早发现、早诊断、早干预、风险早追踪,对于个体生命质量与总体健康储量的保障与提升起着关键性、基础性作用。

5. 秉持多部门协作、联动思想

残疾的发生源自遗传、创伤、疾病等多元致残因素,相应地,残疾预防需多个部门协同行动、共同发力,残疾信息化平台建设也需多部门的共同参与以保证数据的全面动态更新。

6. 重视出院后随访工作的重要性

澳大利亚新生儿卫生服务机构设置了多元化随访工作方式,包括门诊随访、到家随访等,随访人员包括非私人医生、私人医生、护士等,充分考量了患儿的不同健康状况与家庭经济情况。并设置专门环节与家属商定随访计划,体现了对于随访工作的高度重视。做好出院后及时随访与后续连续性随访,是增进、确保康复衔接有效实现的重要路径。

第四节　政策建议

一、出台政策,确立残疾报告制度地位

出台残疾报告制度国家政策,是实现制度有效运行的保障。依据我国国家制度,中央出台政策是地方政府开展工作的前提,也是建立激励、监督等一系列

配套机制的重要保证。应出台国家层面的残疾报告制度政策,确立残疾报告制度地位,提高各地对于残疾报告制度工作的重视程度。

二、政府筹资,保证制度有效实施

有研究表明,实现新生儿筛查全覆盖需要具备 6 个条件,而"政府给予全部或部分资金支持"处于第二位。[①] 多数发达国家全部或部分地承担新生儿筛查费用;很多发展中国家,例如泰国、孟加拉国、越南等,也推行免费的筛查服务。[②] 群体性健康筛查是涉及国民福祉的公共性、基础性、福利性服务,通过政府参与筹资的方式保证较高筛查率,是保证社会公平正义的要求。

三、多部门合作建立国家信息网络平台,实现残疾信息的全面收录和更新

残疾报告制度的建设重点在于及时、准确、全面覆盖残疾人信息。当前,我国残疾人信息化平台建设较为薄弱,尚未建立成熟的残疾信息全面收录与动态更新电子化平台。

首先,健全新生儿健康信息筛查系统,将出生缺陷筛查结果与新生儿出生记录进行比对,旨在建立全覆盖的新生儿筛查网络。其次,建立多部门联动的信息动态更新网络,这一网络旨在及时、全面收录各类原因致残信息。《国家残疾预防行动计划(2016—2020 年)》指出,要加强对残疾预防基础信息的收集、分析和研究,建立统一的残疾报告制度,利用互联网、物联网等信息技术,提升残疾预防大数据利用能力,及时掌握残疾发生的特征和变化趋势,有针对性地采取应对措施。当前主要致残原因包括遗传、伤害致残(交通,工伤,灾害等)、疾病致残(高血压,糖尿病,脑卒中等)。当不同致残原因的残疾出现时,需相关部门及时发现并报告。比如交通事故致残,接收患者的医院需及时、准确地通过残疾报告信息网络平台报告数据。

---

① 刘晓曦,许侠,薛云.国外新生儿筛查管理模式的比较与借鉴.中国妇幼保健,2009,24(13):1745—1747.

② 同①.

四、建立健康储量的全生命周期视角

《"健康中国 2030"规划纲要》明确提出,立足全人群和全生命周期两个着力点,提供公平可及、系统连续的健康服务,实现更高水平的全民健康。残疾既具有时点性特征,又具有时期性特征,残疾的发生可能是一瞬间创伤所致,也可能是长期的"劣势累积"所致,应立足于全生命周期视角认识和应对残疾。将治理关口前移,不仅要关注人在残疾期间的动态,更要重视残疾发生风险与发展轨迹预测。

五、明确残疾报告制度责任主体,促进各部门协调合作,提高工作机制科学性

《国家残疾预防行动计划(2016—2020 年)》设立四大行动及牵头部门,部门间有效协调与合作是促进残疾预防工作顺利开展的重要前提保障。从全国残疾预防综合试验区创建试点工作评估结果看,部门之间、机构之间依然缺乏高效工作协调与联动。例如,部分县区医院不具备诊断职能,定点诊断机构设置于市级医院,诊断结果往往无法及时更新,延误残疾风险的发现与确认。这些问题的解决,需相关部门的参与与有力协调。应明确残疾报告制度责任主体,强化主体职能,充分发挥其在残疾报告制度建立与完善过程中的领导作用。

六、建立残疾报告制度的社区模式与家庭模式

1. 以社区为单位,提高残疾筛查覆盖率

1978 年《阿拉木图宣言》之后,世界卫生组织于 20 世纪 80 年代中期发起以社区为基础的康复服务,旨在提高残疾人及其家庭的生活质量,满足基本需求并确保融入和参与。[①] 研究结果显示,社区康复项目是有效的,甚至是高效的。[②③]

---

① https://www.who.int/disabilities/cbr/zh/.

② Mitchell R. The Research Base of Community-Based Rehabilitation. Disability & Rehabilitation 2009, 21(10-11): 459—468.

③ Wiley-Exley E. Evaluations of Community Mental Health Care in Low- and Middle-income Countries: A 10-year Review of the Literature. Social Science & Medicine, 2007, 64(6): 1231—1241.

其效果包括提高残疾人独立性、活动能力与交流能力。①

作为康复衔接的上一环节，残疾报告制度同样可尝试以社区为单位实行。社区是一个国家重要的人口统计与管理单位，涵盖了绝大多数城市和农村人口。以社区为单位，借助居委会和村委会、基层医疗服务机构的人力资源力量，有助于残疾筛查工作的切实开展。但当前，我国社区工作开展依然存在一些问题，例如，社区对自己的社会功能定位不明确，具体工作落实不到位，社区建设受资金限制等。② 因此，应当在社区管理的不断完善中，尝试将残疾报告纳入社区工作。

2. 以家庭医生为渠道，及时发现残疾风险

2016 年，国务院印发了《关于印发推进家庭医生签约服务指导意见的通知》（以下简称《通知》）。国际经验和国内实践证明，在基层推进家庭医生签约服务是新形势下保障和维护群众健康的重要途径。家庭医生以人为中心，面向家庭和社区，以维护和促进整体健康为方向，为群众提供长期签约式服务，有利于转变医疗卫生服务模式，推动医疗卫生工作重心下移、资源下沉。居民签约后，将享受家庭医生团队提供的基本医疗、公共卫生和约定的健康管理服务。③

《通知》指出，到 2020 年，力争将签约服务扩大到全人群。全人群覆盖目标使得家庭医生服务成为残疾筛查的重要途径。现阶段家庭医生主要由以下人员担任：一是基层医疗卫生机构注册全科医生，二是具备能力的乡镇卫生院医师和乡村医生，三是符合条件的公立医院医师和中级以上职称的退休临床医师，特别是内科、妇科、儿科、中医医师。④ 基于家庭医生的专业身份，更有助于残疾筛查工作的顺利开展，同时也便于残疾筛查之后的康复衔接。

---

① Mannan H, Turnbull AP. A Review of Community Based Rehabilitation Evaluations: Quality of Life as An Outcome Measure for Future Evaluations. 2007, 29(18).

② 李芳.我国城市社区管理创新模式研究.中国集体经济,2018,(36):28—29.

③ 卫生计生委解读《关于印发推进家庭医生签约服务的指导意见的通知》.http://www.gov.cn/xinwen/2016-06/06/content_5079983.htm.

④ 同上。

七、设立基层培训与考核机制,深化对残疾报告制度的认知

残疾报告制度不等同于残疾筛查,而是包含残疾筛查、诊断、评定、风险评估、信息报送、随访、康复衔接等环节的残疾发现与管理体系,具有专业性和复杂性,本质上强调的是各部门间的联动。根据全国残疾预防综合试验区创建试点工作调研结果,个别试验区存在二次培训效果不尽人意的情况,一方面,可能是由于工作人员在接受全国专家技术指导组培训过程中,未能对残疾报告制度形成成熟认知;另一方面,可能是试验区政府对残疾报告制度工作重要性的认知不到位。一线工作人员对残疾报告制度的态度与认知对工作质量有着直接影响,例如,有些试验区只关注残疾筛查阳性的数据,却不重视阴性案例的风险评估,偏离残疾报告制度设立的意义。因此,必须建立配套的培训与考核制度。

八、纠正社会对残疾的偏见,促进宣传教育工作常态化,采取多元方式推广残疾报告制度

长久以来,不正确的认知方式给"残疾"塑造了一层弱势的外衣,这使得不论是残疾人自己,抑或是他们的家人、朋友,都倾向于隐藏这一问题。同时,由于残疾康复宣传、教育的匮乏,很多残疾人错过了康复的黄金期,导致残疾程度加深。社会偏见给残疾报告制度的实施制造了难度。一方面,需通过科学、有效引导,纠正社会整体层面对残疾概念认知的偏差;另一方面,要将残疾宣传、教育内化为日常工作的一部分,不断挖掘有效的推广方式,以情感人、以理动人,讲故事、树典型,让残疾群体对残疾报告工作的态度逐渐从接触到接纳,再向融入转变。

附录一　联合国华盛顿小组残疾/功能状况量表中文版

随着全球经济和社会快速变化及全球人口急剧老龄化,残疾越发成为世界关注的全球公共卫生问题。国际社会一直试图通过标准化的残疾测量和调查,来获得具有可比性的残疾流行病学数据。2001 年 6 月,由联合国统计司、联合国儿童基金会、欧盟统计局以及美国疾控中心联合主办的"残疾测量国际研讨会"在纽约召开,会上提出,应建立以人口为基础的残疾测量标准,以获得具有国际可比性的残疾数据。

1. 华盛顿残疾统计小组与国际残疾标准量表开发

为了解决残疾数据国际可比性的问题,残疾测量国际研讨会会后同年,联合国统计司成立了专门工作组——华盛顿残疾统计小组(Washington Group on Disability Statistics,简称 WG)。WG 成立的主要目的在于,开发残疾标准量表,促进并协调健康统计领域的国际合作,重点建立适用于人口普查和国家调查的残疾标准,为世界各区域提供可用于比较的残疾基本信息。WG 残疾测量的标准基于《关于功能、残疾和健康的国际分类》框架而建立,即残疾是一个基于损伤、活动受限以及参与限制的整体概念,它表示了一个有健康状况的个体与其包括环境和个人因素在内的背景因素之间的相互作用所反映出来的负面表现。目前,已有来自 135 个国家、国际组织和残疾人组织的代表成为了 WG 的成员。

自成立以来,WG 开发了多套用于成年人残疾调查的国际标准量表,与联合国儿童基金会开发了用于儿童功能的调查量表,还建立了残疾人心理健康、环境参与等方面的国际标准量表,多套量表已在 133 个国家和地区、7 个国际组织和 6 个残疾机构得到运用。其中,应用最为广泛的是 WG 残疾状况量表短表和功能状况量表长表。

作为世界上人口最多的国家,中国拥有庞大的残疾人群体,残疾人口的数量、生活质量、服务需求等残疾人工作挑战巨大。残疾统计是认识和掌握残疾人状况的基本方式和手段,也是促进残疾预防、康复和残疾人机会均等的实证基石,对社会、经济和人口政策的制定和实施也具有极为重要的意义。作为 WG 的中国代表单位,北京大学人口研究所团队长期从事残疾流行病学、残疾预防等相关研究,实际参与了全国残疾人抽样调查和动态更新等残疾统计工作及数据的开发。在长期工作的基础上,北京大学人口研究所团队对残疾状况量表短表和长表进行了中文版制定,以期推动其在我国残疾调查和统计中的应用,促进国际可比性残疾数据的收集和残疾统计工作的进一步发展。

2. 华盛顿小组残疾状况量表短表(WGSS)中文版

开发出一系列适合于人口普查或调查中进行残疾人筛查的问题,是 WG 成立后第一个优先考虑的问题。在这样的背景下 WG 残疾状况量表短表(Washington Group Short Set of Questions on Disability,简称 WGSS)应运而生。该量表旨在识别人群中比普通人面临更大的社会参与受限风险的人,通过 6 个问题,评价了视觉、听觉、活动、认知、自理和交流 6 个领域的能力,主要用于国家普查或调查。迄今为止,有 78 个国家在人口普查或国家调查中使用了 WGSS 中的问题。在联合国统计司和联合国欧洲经济委员会的共同推荐下,该量表将被用于 2020 年世界人口普查项目中。此外,值得注意的是,WGSS 已经得到了联合国经济和社会事务部残疾数据专家组的认可,可作为按残疾状况分解和测度当前国际社会普遍关注的、用于指导全球发展工作的"联合国可持续发展目标(Sustainable Development Goals,简称 SDGs)"的标准[①]。

---

① About Washington Group on Disability Statistics. http://www.washingtongroup-disability.com/about/about-the-wg/.

　　然而,WGSS 在中国的应用情况却并不乐观,目前为止仅香港地区在 2013
年初的综合住户统计调查中采用 WGSS 统计香港地区的残疾人数目①。WG 官
方认为,问题可能出现在语言的翻译方面,现有的短表中文翻译并不让人满意。
为了切实推动该量表在我国残疾调查和统计中的应用,作为 WG 中国代表单位,北
京大学人口研究所团队结合中国国情和汉语语言习惯,制定了华盛顿小组残疾状
况量表短表中文版(表 1),经过国内和 WG 专家论证,最终向 WG 提交。

表 1　华盛顿小组残疾状况量表短表(WGSS)中文版

导语:为了解健康问题是否给您的某些活动带来困难,请您回答以下问题。	
1. 即使戴眼镜,您看清东西也有困难吗? (1) 没有困难 (2) 有些困难 (3) 非常困难 (4) 完全看不见	4. 您在记住事物或集中注意力方面有困难吗(例如,爱忘事或爱走神)? (1) 没有困难 (2) 有些困难 (3) 非常困难 (4) 完全做不到
2. 即使戴助听器,您听清声音也有困难吗? (1) 没有困难 (2) 有些困难 (3) 非常困难 (4) 完全听不见	5. 您在生活自理方面有困难吗(例如,自己洗澡或穿衣)? (1) 没有困难 (2) 有些困难 (3) 非常困难 (4) 完全做不到
3. 您走路或上下楼梯有困难吗? (1) 没有困难 (2) 有些困难 (3) 非常困难 (4) 完全做不到	6. 您使用日常语言和他人沟通有困难吗(例如,正常理解或表达)? (1) 没有困难 (2) 有些困难 (3) 非常困难 (4) 完全无法沟通

　　由于残疾的复杂性,WGSS 内的问题并非旨在衡量人们在功能方面可能经
历的所有困难,而是集中在那些可能确定大多数人所面临的参与限制风险的功

　　① Madans JH, Loeb ME, Altman BM. Measuring Disability and Monitoring the UN Convention on the Rights of Persons with Disabilities: the Work of the Washington Group on Disability Statistics. BMC Public Health, 2011, 11(Suppl 4): S4.

能领域。因此,虽然该量表的问题本身只明确地涉及了人们从事基本活动的限制,但可以通过设计,将该量表作为普查或调查的一部分,并结合残疾生物—心理—社会模式,将该量表的问题与其他信息一起分析。

3. 华盛顿小组功能状况量表长表(WGES-F)中文版

虽然 WGSS 的设计可以识别大部分残疾人,但是并不能筛查出全部残疾人。为了满足更详细的信息要求,WG 进一步设计了功能状况量表长表(Washington Group Extended Question Set on Functioning,简称 WGES-F),并于 2009 年在柬埔寨、哈萨克斯坦、马尔代夫、蒙古、菲律宾和斯里兰卡进行了现场和认知测试,于 2010 年华盛顿小组第十届年会上公布了量表定稿①。

目前,WGES-F 还没有中文版。为了了解国际残疾统计的关切内容,北京大学人口研究所团队结合中国国情和汉语语言习惯,在专家论证的基础上,制定了华盛顿小组功能状况量表长表中文版(表2),供未来进一步使用,以了解该量表在中国的适用性。

表 2　华盛顿小组功能状况量表长表(WGES-F)中文版

导语:现在我们将询问您一些进行不同活动的能力和感受有关的问题。(其中的部分问题可能您之前已回答过,但是我们仍需要全部问一遍,请见谅。)

A 视力

A1.您是否戴眼镜?
(1)是　　　　(2)否　　　　　(3)拒绝回答　　　(4)不知道

A2.即使戴眼镜,您看清东西也有困难吗?
(1)没有困难　(2)有些困难　(3)非常困难　(4)完全看不见　(5)拒绝回答
(6)不知道

[选答题]A3.即使戴眼镜,您看清别人的脸也有困难吗?
(1)没有困难　(2)有些困难　(3)非常困难　(4)完全看不见　(5)拒绝回答
(6)不知道

[选答题]A4.即使戴眼镜,您看清硬币上的图案也有困难吗?
(1)没有困难　(2)有些困难　(3)非常困难　(4)完全看不见　(5)拒绝回答
(6)不知道

---

① Washington Group on Disability Statistics. Development of an Internationally Comparable Disability Measure for Censuses. https://www.cdc.gov/nchs/data/washington_group/meeting8/NSO_report.pdf.

（续表）

B 听力

B1.您是否戴助听器？

（1）是　　　　　（2）否　　　　　（3）拒绝回答　　　（4）不知道

B2.即使戴助听器，您听清声音也有困难吗？

（1）没有困难　　（2）有些困难　　（3）非常困难　　（4）完全听不清　　（5）拒绝回答

（6）不知道

[选答题]B3.您多久使用一次助听器？

（1）一直用　　　（2）有时用　　　（3）很少用　　　（4）从不用　　　　（5）拒绝回答

（6）不知道

[选答题]B4.即使戴助听器，您听清安静室内他人的谈话也有困难吗？

（1）没有困难　　（2）有些困难　　（3）非常困难　　（4）完全听不清　　（5）拒绝回答

（6）不知道

[选答题]B5.即使戴助听器，您听清较嘈杂室内他人的谈话也有困难吗？

（1）没有困难　　（2）有些困难　　（3）非常困难　　（4）完全听不清　　（5）拒绝回答

（6）不知道

C 活动能力

C1.您走路或上下楼梯有困难吗？

（1）没有困难　　（2）有些困难　　（3）非常困难　　（4）完全做不到　　（5）拒绝回答

（6）不知道

C2.您是否需要使用辅助设备或帮助来走动？

（1）是　　（2）否（跳至 C6）　　（3）拒绝回答（跳至 C6）　　　（4）不知道（跳至 C6）

C3.您是否使用以下设备？

设备	（1）是	（2）否	（3）拒绝回答	（4）不知道
a.手杖或拐杖				
b.助行架				
c.腋杖				
d.轮椅	跳至 C6			
e.假肢				
f.他人协助				
g.其他（说明）				

C4.在使用辅助设备时，您在平地上走 100 米（大约 200 步）有困难吗？

（1）没有困难　　（2）有些困难　　　（3）非常困难　　（4）完全做不到（跳至 C6）

（5）拒绝回答　　（6）不知道

（续表）

C5.在使用辅助设备时,您在平地上走 500 米(大约 1000 步)有困难吗?
(1)没有困难　　(2)有些困难　　(3)非常困难　　(4)完全做不到　　(5)拒绝回答
(6)不知道

C6.您上或下 12 个台阶有困难吗?
(1)没有困难　　(2)有些困难　　(3)非常困难　　(4)完全做不到　　(5)拒绝回答
(6)不知道

C7.在不使用辅助设备时,您在平地上走 100 米(大约 200 步)有困难吗?
(1)没有困难　　(2)有些困难　　(3)非常困难　　(4)完全做不到(跳至 D1)
(5)拒绝回答　　(6)不知道

C8.在不使用辅助设备时,您在平地上走 500 米(大约 1000 步)有困难吗?
(1)没有困难　　(2)有些困难　　(3)非常困难　　(4)完全做不到　　(5)拒绝回答
(6)不知道

D 交流能力

D1.您使用日常语言和他人沟通有困难吗(例如,正常理解或表达)?
(1)没有困难　　(2)有些困难　　(3)非常困难　　(4)完全无法沟通　　(5)拒绝回答
(6)不知道

D2.您是否使用手语?
(1)是　　(2)否　　(3)拒绝回答　　(4)不知道

E 认知能力

E1.您在记住事物或集中注意力方面有困难吗?
(1)没有困难　　(2)有些困难　　(3)非常困难　　(4)完全做不到　　(5)拒绝回答
(6)不知道

[选答题]E2.您的困难主要体现在哪方面?
(1)记住事物有困难　　(2)集中注意力有困难(跳至 F 部分)
(3)记住事物和集中注意力都有困难　　(4)拒绝回答　　(5)不知道

[选答题]E3.您记住事物有困难的现象经常出现吗?
(1)有时　　(2)经常　　(3)一直都有困难　　(4)拒绝回答　　(5)不知道

[选答题]E4.您记住有困难的事物有多少?
(1)一些事物　　(2)许多事物　　(3)几乎全部事物　　(4)拒绝回答　　(5)不知道

F 自理能力

F1.您在生活自理方面有困难吗(例如,自己洗澡或穿衣)?
(1)没有困难　　(2)有些困难　　(3)非常困难　　(4)完全做不到　　(5)拒绝回答
(6)不知道

（续表）

G 上身能力

G1.您将 4 斤的水从腰部位置举至视线水平的位置是否有困难?
(1)没有困难　　(2)有些困难　　(3)非常困难　　(4)完全做不到　　(5)拒绝回答
(6)不知道

G2.您用手或手指,捡起如纽扣或铅笔之类的小物件,或打开容器或水瓶是否有困难?
(1)没有困难　　(2)有些困难　　(3)非常困难　　(4)完全做不到　　(5)拒绝回答
(6)不知道

H 精神状况(焦虑和抑郁)

H1.您经常感到担心、紧张或焦虑吗?
(1)每天都有　　(2)每周都有　　(3)每个月都有　　(4)一年中有几次　　(5)从来没有
(6)拒绝回答　　(7)不知道

H2.是否因担心、紧张或焦虑而服用药物?
(1)是　　(2)否(如同时 H1 选择(5),跳至 H4)　　(3)拒绝回答　　(4)不知道

H3.您最近一次感到的担心、紧张或焦虑是哪种程度?
(1)一点　　(2)很多　　(3)介于一点和很多之间　　(4)拒绝回答　　(5)不知道

H4.您经常感到抑郁吗?
(1)每天都有　　(2)每周都有　　(3)每个月都有　　(4)一年中有几次　　(5)从来没有
(6)拒绝回答　　(7)不知道

H5.您是否因抑郁而服用药物?
(1)是　　(2)否(如同时 H4 选择(5),跳至 I)　　(3)拒绝回答　　(4)不知道

H6.您最近一次感到的抑郁是哪种程度?
(1)一点　　(2)很多　　(3)介于一点和很多之间　　(4)拒绝回答　　(5)不知道

I 疼痛

以下问题无论是否服用药物或服用何种药物均适用。受访者代理人可酌情忽略此部分。

I1.在过去的三个月中,您经常感觉到疼痛吗?
(1)从不(跳至 J 部分)　　(2)有些日子　　(3)大部分日子　　(4)每天　　(5)拒绝回答
(6)不知道

I2.您最近一次感到的疼痛是何种程度?
(1)一点　　(2)很多　　(3)介于一点和很多之间　　(4)拒绝回答　　(5)不知道

J 疲劳

以下问题无论是否服用药物或服用何种药物均适用。受访者代理人可酌情忽略此部分。

J1.在过去的三个月中,您经常感觉到疲劳吗?
(1)从不(调查结束)　　(2)有些日子　　(3)大部分日子　　(4)每天　　(5)拒绝回答
(6)不知道

（续表）

J2.您最近一次感到的疲劳持续了多久?
(1)一天的部分时间　　(2)一天的大部分时间　　(3)一整天　　(4)拒绝回答 (5)不知道
J3.您最近一次感到的疲劳是何种程度?
(1)一点　　(2)很多　　(3)介于一点和很多之间　　(4)拒绝回答　　(5)不知道

相比 WGSS,WGES-F 包含了更多的维度。在 37 个问题中,既有 WGSS 原有的视力、听力、活动能力、交流能力、认知能力、自理能力 6 个维度,又增加了关于上身功能、精神状况(包括焦虑和抑郁)、疼痛、疲劳 4 个维度,共对 10 个维度的信息进行了收集,并对某些情况的程度、频率做了进一步询问。此外,WGES-F 还包括了在使用或不使用辅助技术/设备(例如轮椅、助听器)时某些功能领域中的附加信息,这就解决了功能和环境之间的联系问题。

4. WGSS 和 WGES-F 在我国的应用前景

联合国 2008 年发布的《人口和住户普查的准则和建议》报告中指出,残疾和功能状况应作为国家人口普查的一部分,尤其是对于没有专门的基于人群的残疾调查的国家。而对于有针对重度残疾者的登记系统的国家,在人口普查中纳入残疾信息也可以获得基于 ICF 中更广泛的残疾定义的残疾信息,给既有的登记数据提供补充[①]。

虽然新中国成立以来我国已于 1987 年和 2006 年分别进行了两次残疾调查,但由于残疾定义的差异,调查所得的残疾人口数和现患率在国际比较上经常遇到困难。而目前我国人口普查的调查信息也并不包括残疾信息。仅在 2010 年第六次全国人口普查中的长表问卷里,有针对 60 周岁及以上的人口设置的"R28.身体健康状况"这一条目,老年人口根据其自身健康状况对过去一个月能否保证正常生活做出自我判断,从"1.健康;2.基本健康;3.不健康,但生活能自理;4.生活不能自理"四个选项中选择其一。现有的信息无法满足对全国人口残

---

① United Nations. Principles and Recommendations for Population and Housing Censuses (Revision 2). New York, 2008.

疾基本状况了解的需求。

随着《国家残疾预防行动计划（2016—2020 年）》的出台,残疾预防工作已经纳入我国社会经济发展总体规划,残疾指标对人口健康水平评定的重要作用也日益凸显。目前,正值第七次人口普查及第三次残疾人抽样调查的酝酿和准备之际,WGSS 和 WGES-F 中文版的发布,将为有关部门评估其应用的适用性提供条件。未来,在人口普查和残疾专项调查中结合我国的实际情况加入国际通用的量表或其中的部分模块,将对我国自身残疾统计信息的完善和在国际可比性方面的发展具有重要意义。

附录二 联合国华盛顿小组残疾问卷

儿童机能(2—4 岁)CF

CF1.我想问您几个问题,了解一下您的孩子可能面临的困难。			
(姓名)是否戴眼镜?	是	1	
	否	2	2 ⇨CF3
CF2.戴眼镜时,(姓名)看东西是否有困难?	没有困难	1	1 ⇨CF4
	有些困难	2	2 ⇨CF4
(姓名)是没有困难、有些困难、非常困难,还是完全看不见?	非常困难	3	3 ⇨CF4
	完全看不见	4	4 ⇨CF4
CF3.(姓名)看东西是否有困难?	没有困难	1	
	有些困难	2	
(姓名)是没有困难、有些困难、非常困难,还是完全看不见?	非常困难	3	
	完全看不见	4	
CF4.(姓名)是否使用助听器?	是	1	
	否	2	2 ⇨CF6
CF5.使用助听器时,(姓名)听声音是否有困难,比如听其他人说话或听音乐?	没有困难	1	1 ⇨CF7
	有些困难	2	2 ⇨CF7
(姓名)是没有困难、有些困难、非常困难,还是完全听不见?	非常困难	3	3 ⇨CF7
	完全听不见	4	4 ⇨CF7

（续表）

CF6.(姓名)听声音是否有困难,比如听其他人说话或听音乐? (姓名)是没有困难、有些困难、非常困难,还是完全听不见?	没有困难 有些困难 非常困难 完全听不见	1 2 3 4	
CF7.(姓名)行走时是否使用任何辅助器具或需要帮助?	是 否	1 2	2 ⇨ CF10
CF8.在没有辅助器具或帮助的情况下,(姓名)正常行走是否有困难? (姓名)是有些困难、非常困难,还是完全无法行走?	有些困难 非常困难 完全无法行走	2 3 4	
CF9.在有辅助器具或帮助的情况下,(姓名)正常行走是否有困难? (姓名)是没有困难、有些困难、非常困难,还是完全无法行走?	没有困难 有些困难 非常困难 完全无法行走	1 2 3 4	1 ⇨ CF11 2 ⇨ CF11 3 ⇨ CF11 4 ⇨ CF11
CF10.与同龄儿童相比,(姓名)正常行走有困难吗? (姓名)是没有困难、有些困难、非常困难,还是完全无法行走?	没有困难 有些困难 非常困难 完全无法行走	1 2 3 4	
CF11.与同龄儿童相比,(姓名)用手拿起小物品是否有困难? (姓名)是没有困难、有些困难、非常困难,还是完全无法拿起?	没有困难 有些困难 非常困难 完全无法拿起	1 2 3 4	
CF12.(姓名)理解您说的话时是否有困难? (姓名)是没有困难、有些困难、非常困难,还是完全无法理解?	没有困难 有些困难 非常困难 完全无法理解	1 2 3 4	

（续表）

CF13.您理解（姓名）说的话时是否有困难？ 您是没有困难、有些困难、非常困难，还是完全无法理解？	没有困难 有些困难 非常困难 完全无法理解	1 2 3 4	
CF14.与同龄儿童相比，（姓名）学习新事物是否有困难？ （姓名）是没有困难、有些困难、非常困难，还是完全无法学习新事物？	没有困难 有些困难 非常困难 完全无法学习新事物	1 2 3 4	
CF15.与同龄儿童相比，（姓名）是否有玩耍困难？ （姓名）是没有困难、有些困难、非常困难，还是完全无法玩耍？	没有困难 有些困难 非常困难 完全无法玩耍	1 2 3 4	
CF16.与同龄儿童相比，（姓名）有踢、咬或打其他孩子或成人的情况吗？ 出现这种情况的频率是完全没有、比同龄儿童少或相当、比同龄儿童多，还是比同龄儿童多得多？	完全没有 比同龄儿童少或相当 比同龄儿童多 比同龄儿童多得多	1 2 3 4	

儿童机能（5—17 岁）CF

CF1.我想问您几个问题，了解一下您的孩子可能面临的困难。 （姓名）是否戴框架眼镜或隐形眼镜？	是 否	1 2	2⇨CF3
CF2.戴眼镜时，（姓名）看东西是否有困难？ （姓名）是没有困难、有些困难、非常困难，还是完全看不见？	没有困难 有些困难 非常困难 完全看不见	1 2 3 4	1⇨CF4 2⇨CF4 3⇨CF4 4⇨CF4
CF3.（姓名）看东西是否有困难？ （姓名）是没有困难、有些困难、非常困难，还是完全看不见？	没有困难 有些困难 非常困难 完全看不见	1 2 3 4	

（续表）

CF4.（姓名）是否使用助听器？	是	1	
	否	2	2 ⇨CF6
CF5.使用助听器时,（姓名）听声音是否有困难,比如听其他人说话或听音乐？	没有困难	1	1 ⇨CF7
	有些困难	2	2 ⇨CF7
（姓名）是没有困难、有些困难、非常困难,还是完全听不见？	非常困难	3	3 ⇨CF7
	完全听不见	4	4 ⇨CF7
CF6.（姓名）听声音是否有困难,比如听其他人说话或听音乐？	没有困难	1	
	有些困难	2	
（姓名）是没有困难、有些困难、非常困难,还是完全听不见？	非常困难	3	
	完全听不见	4	
CF7.（姓名）行走时是否使用任何辅助器具或需要帮助？	是	1	
	否	2	2 ⇨CF12
CF8.在没有辅助器具或帮助的情况下,（姓名）在平地上走100码/米有困难吗？这大概相当于1个足球场的长度［或使用特定国家的例子］。			
	有些困难	2	
（姓名）是有些困难、非常困难,还是完全无法做到？	非常困难	3	3 ⇨CF10
	完全无法做到	4	4 ⇨CF10
CF9.在没有辅助器具或帮助的情况下,（姓名）在平地上走500码/米有困难吗？这大概相当于5个足球场的长度［或使用特定国家的例子］。			
	有些困难	2	
（姓名）是有些困难、非常困难,还是完全无法做到？	非常困难	3	
	完全无法做到	4	
CF10.在有辅助器具或帮助的情况下,（姓名）在平地上走100码/米是否有困难？这大概相当于1个足球场的长度［或使用特定国家的例子］。	没有困难	1	
	有些困难	2	
（姓名）是没有困难、有些困难、非常困难,还是完全无法做到？	非常困难	3	3 ⇨CF14
	完全无法做到	4	4 ⇨CF14

（续表）

CF11.在有辅助器具或帮助的情况下,(姓名)在平地上走 500 码/米是否有困难？这大概相当于 5 个足球场的长度[或使用特定国家的例子]。 (姓名)是没有困难、有些困难、非常困难,还是完全无法做到？	没有困难 有些困难 非常困难 完全无法做到	1 2 3 4	1 ⇨CF14
CF12.与同龄儿童相比,(姓名)在平地上走 100 码/米是否有困难？这大概相当于 1 个足球场的长度[或使用特定国家的例子]。 (姓名)是没有困难、有些困难、非常困难,还是完全无法做到？	没有困难 有些困难 非常困难 完全无法做到	1 2 3 4	3 ⇨CF14 4 ⇨CF14
CF13.与同龄儿童相比,(姓名)在平地上走 500 码/米是否有困难？这大概相当于 5 个足球场的长度[或使用特定国家的例子]。 (姓名)是没有困难、有些困难、非常困难,还是完全无法做到？	没有困难 有些困难 非常困难 完全无法做到	1 2 3 4	
CF14.(姓名)在吃饭或穿衣等生活自理方面是否有困难？ (姓名)是没有困难、有些困难、非常困难,还是完全无法自理？	没有困难 有些困难 非常困难 完全无法自理	1 2 3 4	
CF15.(姓名)说的话家里人理解起来是否有困难？ 家里人理解(姓名)说的话时是没有困难、有些困难、非常困难,还是完全无法理解？	没有困难 有些困难 非常困难 完全无法理解	1 2 3 4	
CF16.(姓名)说的话是否难以让家人以外的人听懂？ 家人以外的人理解(姓名)说的话时是没有困难、有些困难、非常困难,还是完全无法理解？	没有困难 有些困难 非常困难 完全无法理解	1 2 3 4	

（续表）

CF17.与同龄儿童相比,(姓名)学习新事物是否有困难? (姓名)是没有困难、有些困难、非常困难,还是完全无法学习新事物?	没有困难	1	
	有些困难	2	
	非常困难	3	
	完全无法学习新事物	4	
CF18.与同龄儿童相比,(姓名)在记住事物方面是否有困难? (姓名)是没有困难、有些困难、非常困难,还是完全无法记住事物?	没有困难	1	
	有些困难	2	
	非常困难	3	
	完全无法记住事物	4	
CF19.(姓名)在集中注意力去做自己喜欢的事情方面是否有困难? (姓名)是没有困难、有些困难、非常困难,还是完全无法集中注意力去做自己喜欢的事情?	没有困难	1	
	有些困难	2	
	非常困难	3	
	完全无法集中注意力	4	
CF20.(姓名)在接受日常生活习惯的变化方面是否有困难? (姓名)是没有困难、有些困难、非常困难,还是完全无法接受日常生活习惯的变化?	没有困难	1	
	有些困难	2	
	非常困难	3	
	完全无法接受	4	
CF21.与同龄儿童相比,(姓名)在控制自己的行为方面是否有困难? (姓名)是没有困难、有些困难、非常困难,还是完全无法控制?	没有困难	1	
	有些困难	2	
	非常困难	3	
	完全无法控制	4	
CF22.(姓名)与人交朋友是否有困难? (姓名)是没有困难、有些困难、非常困难,还是完全无法与人交朋友?	没有困难	1	
	有些困难	2	
	非常困难	3	
	完全无法与人交朋友	4	

（续表）

CF23.（姓名）多久会出现看上去非常焦虑、紧张或忧虑的情况？ 是每天都有、每周都有、每月都有、一年几次，还是从未有过？	每天都有 每周都有 每月都有 一年几次 从未有过	1 2 3 4 5	
CF24.（姓名）多久会出现看上去非常悲伤或抑郁的情况？ 是每天都有、每周都有、每月都有、一年几次，还是从未有过？	每天都有 每周都有 每月都有 一年几次 从未有过	1 2 3 4 5	